Qué comer

Qué comer

Katherine Wright

Grupo Editorial Tomo, S.A. de C.V.,
Nicolás San Juan 1043,
03100, México, D.F.

1a. edición, septiembre 2010.

© *Healing Foods*
Katherine Wright
Publicado en 2005 por Geddes & Grosset Ltd.
David Dale House, New Lanark, Scotland, ML11 9DJ

© 2010, Grupo Editorial Tomo, S.A. de C.V.
Nicolás San Juan 1043, Col. Del Valle. 03100, México, D.F.
Tels. 5575-6615 • 5575-8701 y 5575-0186
Fax. 5575-6695
http://www.grupotomo.com.mx
ISBN-13: 978-607-415-220-3
Miembro de la Cámara Nacional
de la Industria Editorial No. 2961

Traducción: Erin Arana
Diseño de portada: Karla Silva
Formación tipográfica: Armando Hernández
Supervisor de producción: Leonardo Figueroa

Este libro se publicó conforme al contrato establecido entre
Geddes & Grosset Ltd. y *Grupo Editorial Tomo, S.A. de C.V.*

Impreso en México - *Printed in Mexico*

Contenido

Introducción

R egistros históricos revelan que los "doctores" y los curande-
ros de civilizaciones antiguas eran eruditos con respecto a
las propiedades curativas de los alimentos. Con frecuencia realiza-
ban sus experimentos y hacían sus propias observaciones, que su-
maban a un conjunto de conocimientos que se ha acumulado por
siglos. En muchos casos, lo más común era que sólo los miembros
más poderosos y opulentos de la sociedad podían elegir lo que co-
mían, y beneficiarse también de este conocimiento. La gente más
pobre comía lo que podía reunir, sembrar o cazar, sin importar si la
comida era buena o no para ellos, además de que lo alternaban con
temporadas de hambruna.

En el pasado, el conocimiento acerca de las propiedades curativas de los alimentos solamente podía obtenerse a través de la ob-
servación. Hoy, a través de análisis y estudios modernos se ha
podido desenmarañar la acción celular y bioquímica de los alimentos, esto ofrece evidencia científica que sustenta las observaciones
del pasado. El estudio de las hierbas y las plantas medicinales ha resultado ser particularmente útil e interesante, por lo que continúa
realizándose una enorme cantidad de investigación científica para
descubrir las propiedades curativas de estos alimentos.

Durante el siglo veinte se han obtenido grandes avances en medicina y ciencia, y por un momento se creyó que éstos tenían las

respuestas para las enfermedades humanas. Las enfermedades infecciosas que en el pasado fueron muy temidas han logrado vencerse a través de la combinación de vacunas y tratamientos con nuevas medicinas antibióticas. Así también doctores y cirujanos aprovechan los resultados de una segunda revolución tecnológica (en áreas como la robótica, láser, computadoras, microcirugía, criocirugía, diagnóstico avanzado y equipo de escaneo, etc.) para tratar y curar a la gente de maneras que en el pasado eran inimaginables. No hay duda de lo que estos avances han realizado hasta el momento y continuarán haciendo una enorme diferencia para nuestra salud y calidad de vida. Durante una enfermedad nuestras posibilidades de sobrevivencia han aumentado por mucho, y cada vez más gente es más longeva que antes.

Sin embargo, también cada vez comprendemos más que la ciencia y la medicina no tienen todas las respuestas y que cada individuo puede influir en su propia salud a través de sencillas elecciones que tienen relación con nuestro estilo de vida. La elección más importante es decidir fumar o no fumar, ya que los cigarrillos siguen siendo la principal causa de muerte prematura en el Reino Unido, lo cual es completamente prevenible. El fumar, ante todo provoca la muerte por cáncer y enfermedades del corazón, pero también es responsable por muchas otras enfermedades respiratorias serias y a veces fatales. El cáncer de pulmón, que es responsable de la mitad de todas las muertes por cáncer, en gran parte se atribuye al tabaquismo.

Al adoptar un estilo de vida saludable surgen dos áreas de igual importancia que quedan bajo el control de cada individuo —la dieta y el ejercicio. Este libro se encarga de la dieta y, más específicamente de resaltar las propiedades saludables y/o curativas de un gran número de alimentos, así como de explicar por qué deben ser incluidos en la dieta de todos los días.

Nutriólogos, médicos y científicos de todo el mundo están de acuerdo acerca de la importancia de la dieta tanto en la incidencia como en la prevención de las enfermedades. También se reconoce que el tipo de dieta que prevalece en el Reino Unido y en otros países occidentales es poco saludable y responsable no sólo de enfermedades que causan deficiencias y la muerte prematura, sino también una "epidemia" de obesidad y una prolongada alza en la incidencia de diabéticos no dependientes de la insulina. A pesar de ello, que es bien sabido, muchas personas siguen confundidas con respecto a lo que deben comer. Esto es en parte debido a la cantidad de consejos, a veces contradictorios, acerca de los alimentos, que se han dirigido al público en los últimos años.

Esperamos que este libro ayude a sacar a la luz el tema. La primera sección se refiere a los diferentes elementos de los alimentos y su papel en el cuerpo humano. La segunda sección que constituye la parte principal del libro consiste en una lista de la A a la Z de los alimentos curativos y saludables, se describen sus propiedades esenciales, se recomiendan las porciones y en algunos casos se ofrecen métodos para cocinarlos. Principalmente se abarca el tema de los alimentos en su estado natural, en lugar de referirse a platillos o productos derivados de ellos, aunque también pueden ser incluidos en la descripción.

Aunque la lista de la A a la Z incluye sólo aquellos alimentos que se sabe tienen propiedades que mejoran la salud, esto no significa que los alimentos que no se incluyen sean poco saludables o dañinos. Ciertamente, es mejor comer con moderación pero, ante todo la comida debe disfrutarse. No tiene caso comer algún alimento en particular, por muy saludable que este sea, si se detesta cada bocado. De igual forma, permitirse de vez en cuando comer una golosina no va a ocasionar ningún daño duradero. Hay mucha sabiduría en el viejo adagio que dice "nada mal hace un pequeño lujo".

Alimentos y el cuerpo humano –nuestras necesidades nutricionales

E l cuerpo humano necesita alimentos que proporcionen energía para los procesos vitales, el crecimiento, reparación y mantenimiento de sus células, tejidos y órganos. Los alimentos se constituyen de tres grupos principales de sustancias, carbohidratos, proteínas y grasas, que son necesarios para el cuerpo en diferentes cantidades. Además, el cuerpo necesita fibra, vitaminas y minerales. La fibra se obtiene de las plantas y es esencial para fomentar la buena salud y contribuir a prevenir un número de enfermedades serias y otras que amenazan la vida. Las vitaminas y minerales son las sustancias químicas que contienen los alimentos y son necesarios en cantidades pequeñas para que participen en las reacciones metabólicas en las células. Es mejor satisfacer los requerimientos de vitaminas y minerales al comer una amplia variedad de alimentos; los suplementos pueden ser de utilidad en algunos casos.

Carbohidratos

Los carbohidratos se forman de combinaciones simples y complejas de moléculas de azúcar. El tipo más común es la glucosa. Todos los carbohidratos son descompuestos en glucosa durante los procesos digestivos, ésta es absorbida por el flujo sanguíneo y utilizada por el cuerpo de diferente maneras. Este proceso sucede más rápidamente si el azúcar en los alimentos se encuentra en forma simple. La glucosa en la sangre puede ser usada de inmediato, en particular si la demanda de energía es alta. Por ejemplo, los atletas a menudo toman glucosa pura durante el ejercicio vigoroso.

Los almidones son los carbohidratos más complejos constituidos por largas cadenas de moléculas de glucosa. Éstas toman más tiempo en ser descompuestas por los procesos digestivos y por lo tanto proveen un suministro de glucosa más gradual y prolongado.

El cuerpo generalmente contiene reservas suficientes de glucosa para satisfacer los requerimientos totales de energía para un día de actividad. Si hay falta de glucosa el cuerpo es capaz de fabricarla en el hígado a partir del glicerol (que se obtiene de las grasas) y los aminoácidos (derivados de las proteínas).

En cambio, el hígado convierte el exceso de glucosa en el carbohidrato complejo, glicógeno o almidón animal. Éste se almacena en el hígado y en las células de los músculos, actúa como una reserva o almacén de energía al cual se recurre cuando hay una falta de glucosa en la sangre.

Los alimentos procesados, como los dulces, bizcochos, pasteles, chocolates y jarabes, están formados principalmente de azúcares simples. Éstos proporcionan al cuerpo moléculas de energía en forma de glucosa pero con muy poco valor nutricional. La gente del Reino Unido y de otros países occidentales disfruta de estos muy apetecibles bocados y a menudo los consumen en exceso en lugar de alimentos más nutritivos. El consumo excesivo y prolongado de alimentos azucarados lleva a la acumulación de grasa corporal y ésta es un factor importante en el desarrollo de la diabetes, la caída de piezas dentales y la obesidad.

Es universalmente conocido que la forma más saludable y útil de carbohidrato para el ser humano es el almidón. Los cereales, granos, pastas, papas y otros vegetales y frutas no sólo están ampliamente compuestos por almidones sino que también contienen fibra, vitaminas y minerales útiles. Los expertos en nutrición recomiendan que los carbohidratos complejos en forma de almidones deban constituir un 60 o 70 por ciento de la ingesta total diaria. Esto, en forma de pan integral, cereales, granos enteros, arroz integral, pasta integral y papas (en especial con cáscara) ya que todos ellos tienen un alto contenido de fibra. Por lo tanto, nos hacen sentir con el estómago más satisfecho que las variedades blancas de los mismos alimentos y reducen cualquier tendencia a comer de más. Son muy valiosos para ayudar a mantener un peso saludable.

Proteínas

Las proteínas son los componentes estructurales del cuerpo, forman las bases de las células, tejidos y órganos. Están compuestas de aminoácidos, los cuales son los productos finales de la digestión de proteínas, y la forma en la que las proteínas son absorbidas y utilizadas por el cuerpo. Existen 20 aminoácidos básicos, los cuales están por lo regular ordenados en líneas para componer moléculas conocidas como polipéptidos. Los 20 aminoácidos pueden ordenarse en un gran número de formas diferentes y la mayoría de las proteínas están compuestas por más de una cadena polipéptida. Hay un vasto número de ellas en el cuerpo humano, cada una con una estructura única que se obtiene del "fondo" de los 20 aminoácidos. Las proteínas son usadas en el cuerpo como mensajeros (por ejemplo, las hormonas), como catalizadores de reacciones metabólicas (por ejemplo, las enzimas), como transportadores y para almacenamiento.

El cuerpo es capaz de manufacturar 12 de los 20 aminoácidos por sí mismo pero el resto, llamados aminoácidos esenciales, deben obtenerse de los alimentos. Las proteínas se encuentran en abundancia en alimentos tanto animales como vegetales. Los vegetales incluyen frijoles, chícharos, legumbres, granos enteros, frutos secos y semillas. La carne roja, pollo, pescado, mariscos, huevo, leche, queso y productos lácteos son las principales fuentes animales. La carne roja por lo regular es vista como la proteína de primera clase y es buena fuente de aminoácidos esenciales y hierro. Sin embargo, los nutriólogos abogan por limitar el consumo de carne roja a una sola vez a la semana, ya que también puede contener proporciones significativas de grasa saturada, la cual es dañina si se consume en exceso. Por lo tanto, se recomienda elegir alimentos que son altos en proteína pero bajos en grasas saturadas, como las legumbres, granos, frutos secos, semillas, pescado y pechugas de pollo, en lugar de carne roja. La proteína sólo debe formar de un 10 a un 15 por ciento de la ingesta total diaria de alimentos y por lo tanto sólo una pequeña cantidad es necesaria en cada comida.

El pescado oleoso, como la caballa, el arenque, sardinas, salmón, trucha, anchoas, sardinas y atún, son excelentes fuentes de proteína. También son fuente de aceites omega 3, que protegen contra las enfermedades cardiacas y otras. Los chícharos y granos proveen proteínas y ayudan también a reducir los niveles de colesterol en la sangre.

Grasas

Las grasas se encuentran abundantemente tanto en células animales como en vegetales en forma de compuestos orgánicos llamados lípidos. Ellas realizan muchas funciones vitales. Son una reserva importante de energía y tienen el doble de valor calorífico que los carbohidratos, además proporcionan aislamiento y protección. Las grasas contienen moléculas de ácidos grasos y pueden ser saturadas o insaturadas, dependiendo de su estructura química. Las grasas saturadas son sólidas mientras que las insaturadas son más suaves, de consistencia más líquida.

Los ácidos grasos realizan tres funciones principales en el cuerpo humano: son componentes vitales de la membrana que rodea cada célula y controlan el paso de sustancias a la célula y fuera de ella; los compuestos derivados de los ácidos grasos sirven como hormonas y mensajeros químicos en y entre las células, tejidos y órganos; y los ácidos grasos son almacenados dentro de las células como reservas de combustible, las cuales pueden ser descompuestas cuando se requiera liberar grandes cantidades de energía.

El ejemplo más común de grasas saturadas es el colesterol el cual es fabricado por el hígado a partir de los ácidos grasos. El colesterol es una sustancia esencial en el cuerpo, es una parte crucial de las membranas de la célula y está involucrado con la producción necesaria de hormonas esteroides y bilis. No obstante, el cuerpo es capaz de proveer la cantidad necesaria de colesterol a partir de un escaso consumo de alimentos. En los países de occidente, la dieta es alta en grasas saturadas que se encuentran en la carne roja, productos lácteos enteros y huevo, pero sobre todo son abundantes en los alimentos procesados. Así también el consumo de alimentos ricos en fibra los cuales se pueden adherir al colesterol y removerlo de la sangre, tiende a ser bajo. El resultado es que demasiado colesterol termina circulando en la sangre y si esto continua así por un buen tiempo hay un alto riesgo de que las arterias se tapen (arterioesclerosis), lo que lleva a enfermedades circulatorias y cardiacas.

Un alarmante número de niños en edad escolar en el Reino Unido muestran evidencia de arterioesclerosis temprana y esto es atribuible a una dieta alta en grasas junto con la falta de ejercicio.

Hemos visto que las grasas son esenciales para la salud humana pero para prevenir las enfermedades y para promover la buena salud necesitan ser las adecuadas. Las grasas útiles pertenecen al grupo de las insaturadas y existen en dos tipos: polinsaturadas y monosaturadas.

Los tipos de grasas polinsaturadas incluyen un grupo que es calificado como los "ácidos grasos esenciales" porque los seres humanos solamente pueden obtenerlos de los alimentos. Buenas fuentes de grasas polinsaturadas son: los pescados oleosos y varios aceites vegetales. El pescado oleoso protege contra las enfermedades cardiacas; estudios demuestran que las personas cuya dieta habitual es rica en estos pescados, como los japoneses y los inuit (esquimales), tienen una incidencia muy baja de enfermedades del corazón. Algunos de estos aceites también tienen propiedades antiinflamatorias y antialérgicas e incrementar el consumo puede ayudar a los que sufren de enfermedades como eczema, psoriasis, artritis reumatoide y osteoartritis. Se cree que algunos de los aceites protegen de algunos tipos de cáncer (de ovarios y de colon).

El consumo global de grasa útil debe ser de 25 por ciento de nuestra ingesta calórica diaria y no debe exceder del 30 por ciento.

Una dieta muy baja en grasas o una dieta sin grasa es tan poco saludable y dañina como comer mucha, aunque de una manera distin-
ta. Sin embargo, como se ha visto, el principal problema en los
países occidentales es el exceso en el consumo de grasa, mucha de
ella se encuentra "escondida" en los alimentos procesados. Tres
buenas maneras de reducir el consumo de grasa son: cambiar a leche semidescremada o descremada y productos lácteos bajos en
grasa; evitar alimentos altamente procesados; y elegir métodos de
preparación de alimentos bajos en calorías como asar los alimentos
o cocinarlos al vapor.

Fibra

La fibra se encuentra en mayor o menor grado en todos los alimentos vegetales (excepto por aquellos que han sido altamente refina-
dos). La falta de fibra en la dieta ha sido identificada como un
importante motivo de salud deficiente, se liga a un buen número de
enfermedades serias, de las cuales no todas están directamente co-
nectadas con el aparato digestivo. Se incluyen el cáncer de colon,
estreñimiento y diverticulosis, enfermedades circulatorias y cardiacas. La falta de fibra en la dieta también contribuye al desarrollo
de la obesidad, algunos tipos de cálculos renales, cálculos biliares
y diabetes mellitus. Estas enfermedades son raras en personas cuya
dieta habitual es rica en fibra y está basada en el consumo de alimentos vegetales enteros.

La fibra, que también es conocida como fibra dietética, se encuentra en varias formas, dependiendo de la naturaleza del vegetal.
Una de las más comunes es la celulosa, la cual es el principal componente de las paredes celulares de las plantas. Las fuentes incluyen
alimentos que contienen salvado de trigo como harina y pan integrales, pasta integral y también arroz integral que conserva la cáscara.

La celulosa es fibra insoluble, que no se descompone en agua. Se
puede adherir al agua y añade volumen a los residuos del producto
de la digestión, promueve la operación eficiente del intestino. Otras
clases de fibra como las pectinas (halladas en frutas, cítricos, vege-

tales, etc.), y hemicelulosas (halladas en salvado de avena, semillas, chícharos, granos, vegetales y frutas), son solubles al agua. Tienen el efecto de producir gel y son capaces de adherirse al colesterol. Promueven una liberación más lenta de los alimentos al estómago, dando más tiempo para que los nutrientes sean descompuestos y absorbidos.

Las hemicelulosas son una fuente importante de ácidos grasos útiles y proveen energía para las células que rodean el intestino. Protegen de ciertas tipos de cáncer. La avena es un tipo de hemicelulosa común. Comer avena en el desayuno ha demostrado proporcionar una buena fuente de energía prolongada y también bajar significativamente los niveles de colesterol en la sangre.

Los efectos de la fibra que favorecen la salud pueden ser enlistados como sigue:

1. La presencia de fibra exige una masticación concienzuda y baja el ritmo de la ingesta de alimentos. Se obtiene una sensación de saciedad más rápida durante una comida y hay menos probabilidad de consumir demasiado. Por lo tanto, comer suficiente fibra es un buen método de control de calorías y reduce el riesgo de ganar peso.

2. La fibra ayuda a retener los alimentos en el estómago, promoviendo una liberación gradual al intestino. Esto decrece el aumento de los niveles de azúcar, que tienden a ocurrir durante la digestión, resultando en un suministro de energía prolongado. Evitar las elevaciones de los niveles de azúcar es importante en la prevención y tratamiento de la diabetes mellitus.

3. La presencia de fibra promueve la liberación de enzimas digestivas y hormonas reguladoras del páncreas.

4. La fibra soluble ayuda a bajar el colesterol de la sangre y prevenir las enfermedades circulatorias y cardiacas.

5. La fibra en abundancia asegura el funcionamiento eficiente del intestino y reduce el riesgo de desarrollar divertículos (abultamientos anormales que se forman en la pared del intestino) y

hemorroides. El trabajo óptimo del intestino ayuda a promover la rápida eliminación de cualquier sustancia dañina que pudo haber sido ingerida con la comida.

6. La fibra en la dieta favorece el crecimiento de útiles bacterias amantes de lo ácido o acidófilas en el intestino grueso. Estas bacterias trabajan para suministrar al cuerpo ácidos grasos útiles, algunos de los cuales tienen propiedades anticarcinogénicas.

7. La fibra soluble es un suave y útil tratamiento para el Síndrome de Colon Irritable (SCI) —un padecimiento que se está convirtiendo cada vez más común.

8. Algunas clases de fibra (por ejemplo, mucílagos de los chícharos y granos, pectinas de las frutas, y agar de ciertas algas marinas) ayudan a eliminar toxinas dañinas del cuerpo al adherirse a ellas y prevenir su absorción.

En general un adulto debe tratar de comer alrededor de 30 g de fibra por día. Esto se logra fácilmente al comer cereales, pan integral, arroz integral, pasta integral, legumbres, vegetales, frutas y ensaladas. Por lo menos cinco porciones de vegetales y fruta cada día se consideran necesarias para la buena salud.

Se necesita un poco de cuidado con respecto al salvado de trigo, que puede ser irritante y formar parte en la intolerancia a los alimentos y alergias. Consumir el salvado de trigo puro en exceso puede interferir en la absorción de minerales y vitaminas, lo cual, en casos extremos puede ocasionar deficiencias. Es necesario para las personas que padecen del Síndrome de Colon Irritable experimentar con diferentes alimentos para encontrar tipos útiles de fibra que no provoquen un ataque.

Vitaminas

Las vitaminas son un grupo de sustancias orgánicas que se requieren en cantidades menores en la dieta para mantener la buena salud. Están involucradas en un gran número de procesos metabólicos, incluyendo el crecimiento y reparación de tejidos y órganos, la utilización de comida y el funcionamiento de los sistemas inmune, nervioso, circulatorio y hormonal.

Las vitaminas se clasifican en uno de dos grupos: liposolubles (A, D, E y K); y solubles al agua (el grupo B y la vitamina C). La falta de una vitamina en particular, especialmente si es prolongada puede ocasionar el desarrollo de una enfermedad carencial. Las vitaminas solubles al agua se disuelven en agua y no pueden ser almacenadas en el cuerpo sino que deben ser obtenidas diariamente de los alimentos. Cualquier exceso es simplemente eliminado. Las vitaminas liposolubles (con excepción parcial de las vitaminas D y K) también se obtienen de los alimentos pero cualquier exceso puede almacenarse en el hígado. Por lo tanto, son necesarias de manera diaria para mantener las reservas corporales. Sin embargo, una ingesta excesiva de alguna vitamina liposoluble, especialmente A y D (que puede resultar por haber tomado muchos suplementos) es peligrosa y puede tener efectos tóxicos debidos a la acumulación en el hígado.

Vitamina A

La vitamina A es liposoluble y juega un papel primordial en el mantenimiento de la salud de las capas epiteliales de la piel y las membranas mucosas, las barreras del cuerpo contra el ambiente externo, que proveen protección de potenciales agentes dañinos. La vitamina A eleva la respuesta inmune al estimular las células que combaten infecciones y tumores. También es necesaria para la fabricación de rodopsina o púrpura retiniana, un pigmento sensible a la luz que es esencial para la visión con luz escasa.

Buenas fuentes de vitamina A son los vegetales anaranjados y amarillos, los vegetales verdes, huevo, productos lácteos enteros, margarina, hígado y pescados oleosos.

Muchas frutas y vegetales contienen sustancias llamadas carotenos o carotenoides. Algunos de ellos, incluyen beta caroteno, uno de los ejemplos más comunes, son los precursores de la vitamina A, que dentro del cuerpo son convertidos en la vitamina.

La deficiencia de la vitamina A provoca un padecimiento conocido como ceguera nocturna, así como un deterioro en la salud de las membranas mucosas. Los síntomas pueden incluir piel seca e infecciones respiratorias y de oídos recurrentes. Una prolongada falta de vitamina A en la niñez resulta en una atrofia en el crecimiento. Los adultos que no reciben un adecuado suministro pueden sufrir de pérdida de peso y debilidad. Se cree que la vitamina A tiene propiedades anticancerosas, posiblemente protege contra el cáncer de intestino, vesícula biliar, estómago, laringe y pulmón. Se cree que una ingesta completa de vitamina A (junto con C y E) es importante en la prevención del deterioro de la visión relacionado con la edad.

Vitamina B_1

La vitamina B_1 (tiamina o aneurina) es una vitamina soluble al agua. Está involucrada en el metabolismo de los carbohidratos y en la producción de energía, así como en el sano funcionamiento del sistema nervioso y los músculos. Participa en el mecanismo que combate el dolor y puede tener un papel en el funcionamiento intelectual. Buenas fuentes de tiamina pueden hallarse en un amplio rango de alimentos, entre los que se incluyen los granos enteros, como el arroz integral, papas, levadura, legumbres, vegetales verdes, huevo, productos lácteos, hígado, riñones, carne roja, pollo y pescado. Una leve deficiencia causa malestar estomacal, náuseas, cansancio, y el desarrollo de enfermedades carenciales, beri beri, que ocurre principalmente entre personas cuya dieta básica es el arroz pulido o refinado. Hay inflamación de los nervios, fiebre, dificultades para respirar, palpitaciones y, en casos severos, falla cardiaca y muerte.

Vitamina B_2

La vitamina B_2 (riboflavina) es también soluble al agua y está involucrada en el metabolismo de los carbohidratos y la provisión de energía. Como la tiamina, es útil para mantener la salud de la piel y las membranas mucosas y también está relacionada con los mecanismos de defensa del cuerpo. Se encuentra en un rango similar de alimentos. La deficiencia de tiamina puede causar irritación en labios y lengua, resequedad en piel y cuero cabelludo, nerviosismo, temblores, mareos e insomnio.

Vitamina B$_3$

La vitamina B$_3$ (niacina, ácido nicotínico) es una vitamina soluble al agua. Está involucrada en el mantenimiento de una circulación sanguínea sana y también en el funcionamiento de las glándulas suprarrenales (glándulas que secretan hormonas localizadas cerca de los riñones). Buenas fuentes de esta vitamina son la mayoría de los cereales, nueces, chícharos, levadura, huevo, productos lácteos, frutos secos, alcachofas, carne roja, riñón, hígado y pollo. La deficiencia de esta vitamina ocasiona síntomas que incluyen mareos, diarrea, pérdida del apetito, dermatitis, úlcera péptica, irritabilidad, depresión, cansancio e insomnio. En casos más severos surge la enfermedad carencial, pelagra, que produce los síntomas enlistados anteriormente pero acompañados de demencia. La pelagra por lo regular aparece en personas cuya dieta diaria es el maíz junto a la falta de proteína animal o de productos lácteos.

Vitamina B$_5$

La vitamina B$_5$ (ácido pantoténico) está involucrada en el metabolismo de las grasas y los carbohidratos, el suministro de energía, la función de las glándulas suprarrenales y el mantenimiento de los sistemas inmune y nervioso. Esta vitamina soluble al agua se halla en todos los tipos de alimentos y también la produce el intestino. La deficiencia de esta vitamina es poco común, pero los bajos niveles de ésta pueden producir síntomas de cansancio, insomnio, dolores de cabeza, mareos y dolores abdominales, especialmente en temporadas de estrés. Los bajos niveles de vitamina B$_5$ también pueden estar implicados en el desarrollo de la osteoartritis, el tipo más común de artritis en adultos mayores.

Vitamina B$_6$

La vitamina B$_6$ (piroxidina) es otro miembro del grupo de las vitaminas solubles al agua, la cual se encuentra con facilidad en muchos alimentos. Participa en el metabolismo de ciertos aminoácidos (proteínas) y en la producción de anticuerpos por el sistema inmune, los cuales combaten las enfermedades. Esta vitamina juega un papel en el metabolismo de los carbohidratos y de las grasas y en la fabricación de los glóbulos rojos. Una deficiencia de esta vitamina es poco común pero los niveles bajos de ésta pueden asociarse a la supresión del sistema inmune y al desarrollo de la arterioesclerosis (endurecimiento de las arterias).

Vitamina B$_9$

La vitamina B$_9$ (ácido fólico) es necesaria para el correcto funcionamiento de la vitamina B$_{12}$ en la producción de glóbulos rojos y en el metabolismo de los carbohidratos, grasas y proteínas. Es soluble al agua. Buenas fuentes de esta vitamina incluyen el hígado, levadura, granos, legumbres, vegetales verdes y frutas. La deficiencia de esta vitamina es muy poco común y produce grados de anemia con síntomas de cansancio, insomnio, olvido e irritabilidad. Una buena ingesta de ácido fólico es importante para las mujeres que tratan de concebir y para mantener un embarazo saludable. Por lo regular, en circunstancias como éstas se prescriben suplementos. Una deficiencia de ácido fólico es común en mujeres con displasia cervical (anormalidad en las células del cérvix, la cual es una condición pre cancerosa) y en aquellas que toman anticonceptivos orales. Además, es comúnmente deficiente en personas que sufren de algunos tipos de enfermedad mental, depresión, enfermedad de Crohn y colitis ulcerosa. En los adultos mayores es común hallar bajos niveles de ácido fólico.

Complejo vitamínico B

El complejo vitamínico B (biotina) es una vitamina soluble al agua que participa en el metabolismo de las grasas, incluyendo la producción de glucosa en condiciones en las cuales hay una falta de carbohidratos disponibles. Trabaja en conjunto con la insulina (la hormona secretada por el páncreas que regula los niveles de glucosa en la sangre) aunque opera de manera independiente. Puede ser una sustancia importante en el tratamiento de la diabetes. Buenas fuentes de este complejo incluyen la yema de huevo, hígado, riñón, trigo, avena, levadura y nueces. También es fabricado por las bacterias que viven de forma natural en el intestino. La deficiencia de este complejo es rara en adultos, pero en niños pequeños la falta de biotina puede ser una causa importante de Costra Láctea (dermatitis seborreica).

Vitamina B$_{12}$

La vitamina B$_{12}$ (ciano-cobalamina, metil-cobalamina) es necesaria para el correcto funcionamiento del ácido fólico. Es importante en la producción de material genético y en el mantenimiento y operación de las fibras nerviosas. También está involucrada en la producción de glóbulos rojos y en otras funciones celulares, así como en el metabolismo de las proteínas, carbohidratos y grasas. La vitamina B$_{12}$ es soluble al agua y derivada de fuentes animales, como la yema de huevo, productos lácteos, carne roja, hígado y pescado, pero a menudo la añaden para (fortificar) los cereales de caja. Los niveles sanguíneos de vitamina B$_{12}$ son a menudo bajos en las personas que sufren de la enfermedad de Alzheimer y algunas otras formas de enfermedades psiquiátricas. La deficiencia de esta vitamina provoca anemia pero con frecuencia esto se debe a una absorción defectuosa de la vitamina en lugar de una carencia alimenticia. La absorción depende de la liberación de ciertas secreciones en el estómago. Si el mecanismo es defectuoso, puede provocar anemia perniciosa, la cual se cura con inyecciones de vitamina B$_{12}$ directamente al flujo sanguíneo. Una deficiencia prolongada en la dieta de vitamina B$_{12}$ puede ocasionar la degeneración del sistema nervioso y posiblemente producir síntomas de daño neurológico y cambios en la conducta. También pueden ser síntomas asociados con la anemia la palidez, cansancio e irregularidades en el pulso cardiaco.

Vitamina C

La vitamina C (ácido ascórbico) juega un papel vital en el mantenimiento de las paredes celulares y en el tejido conectivo, también es esencial para la salud de los vasos sanguíneos, piel, cartílagos, tendones, ligamentos y todas las superficies que cubren el cuerpo. Favorece la absorción del hierro y está crucialmente involucrada en la operación efectiva del sistema inmune, ya que tiene propiedades antiinfecciosas. Fomenta la cicatrización de las heridas y apoya la función de las glándulas suprarrenales, especialmente en temporadas de estrés. También participa en el metabolismo de las grasas y en el control del colesterol, de ese modo ayuda a reducir el riesgo de enfermedades arteriales. Los bajos niveles de vitamina C son comunes en personas que sufren de enfermedades como cataratas, asma, enfermedad de Crohn y enfermedad de las encías. La vitamina es soluble al agua e inestable, por lo que se degrada si los alimentos se mantienen cerca o expuestos al fuego, la luz o la cocción. Las mejores fuentes de vitamina C son vegetales y frutas frescos. Una deficiencia severa y prolongada de vitamina C provoca el desarrollo del escorbuto, que produce un gran número de síntomas y es fatal. El escorbuto es poco común en los países occidentales pero se reportan síntomas leves debidos a una dieta pobre en vitamina C. Esta vitamina puede proteger contra infecciones, ciertos tipos de cáncer, enfermedades cardiacas y otras enfermedades, debido a que se sabe que contiene propiedades antioxidantes y puede ayudar a combatir el daño de los radicales libres.

Vitamina D

La vitamina D es liposoluble, una de las maneras en las que se produce es en el cuerpo por la acción solar en la piel. La vitamina D es vital en el control de los niveles de calcio en la sangre. Fomenta la absorción de los minerales asegurándose de que hay una buena provisión para el crecimiento y reparación de los huesos y los dientes. También facilita la absorción de fósforo, el cual es vital para la salud de los dientes, huesos y músculos. Buenas fuentes alimenticias de esta vitamina incluyen pescados oleosos, huevo, hígado, productos lácteos, y alimentos fortificados como la margarina y los cereales de caja. Una leve deficiencia produce caída de piezas dentales, ablandamiento de los huesos, calambres y debilidad muscular. Las personas de comunidades étnicas en el Reino Unido pueden estar en riesgo si no se exponen al sol y consumen una dieta normal que es baja en esta vitamina. La deficiencia prolongada y severa provoca raquitismo en niños y osteomalacia en adultos. Ambos padecimientos se caracterizan por el ablandamiento de los huesos, lo cual provoca deformidad y el riesgo de fracturas. Se han encontrado bajos niveles de esta vitamina en personas que sufren de la enfermedad de Crohn y colitis ulcerosa. El hígado convierte a la vitamina D en su forma más potente, y en algunos casos, parece que es este mecanismo lo que falla y no una deficiencia en la dieta.

No es recomendable tomar suplementos de vitamina D, excepto bajo prescripción y supervisión médica, debido a que ésta es una de las vitaminas que en altas dosis puede tener efectos tóxicos. Las personas con una exposición normal al sol fabrican suficiente vitamina D almacenable para un año, además de la que se obtiene de los alimentos.

Vitamina E

La vitamina E la forman un grupo de compuestos liposolubles llamados tocoferoles, que se encuentran en varios alimentos. Buenas fuentes de vitamina son: nueces y semillas, aceites vegetales, vegetales verdes, huevo, granos enteros, cereales, legumbres, productos de soya y margarina. La vitamina E participa en el mantenimiento de la salud de los glóbulos rojos y las membranas de las células, así como en la resistencia a las infecciones. También tiene un papel en la coagulación de la sangre. Se le han comprobado propiedades antioxidantes y se cree que protege contra la arterioesclerosis, algunos tipos de cáncer, infartos y enfermedades cardiacas. La deficiencia de esta vitamina es rara, pero los bajos niveles pueden provocar cabello y piel poco saludables, lo cual puede ser un factor que contribuya al desarrollo de otros padecimientos.

Vitamina K

La vitamina K (menadiona) es liposoluble y esencial para la coagulación de la sangre. La producen las bacterias del intestino delgado. También se encuentra en fuentes alimenticias como: hígado, riñón, vegetales verdes, germen de trigo, huevo y algas marinas. La deficiencia de esta vitamina es rara en personas saludables pero se ha reportado en aquellos que sufren padecimientos del sistema digestivo como la colitis ulcerosa y la enfermedad de Crohn. También se presenta como resultado de tomar largas dosis de antibióticos porque tiende a trastornar el equilibrio natural de las bacterias del intestino. Los síntomas de esta deficiencia incluyen hemorragias nasales y sangrados bajo la piel.

Las vitaminas tienen muchas funciones y propiedades que son esenciales para el mantenimiento de la buena salud, la prevención de enfermedades y la recuperación. Es mejor satisfacer la necesidad de esta vitamina al comer una amplia variedad de alimentos, aunque los suplementos son de ayuda en ciertas etapas de la vida y para las personas cuyo estado de salud pueda hacerlos vulnerables a la deficiencia.

Minerales

Los minerales se encuentran en piedras y metales pero también están presentes en todas las cosas vivas. Juegan una parte importante en muchos procesos metabólicos. Algunos minerales, el calcio y el fósforo están presentes de manera notable y en cantidades importantes en el cuerpo humano, concentrados principalmente en los huesos y en los dientes. Otros, como el hierro, yodo, sodio y potasio, están presentes en cantidades extremadamente pequeñas pero vitales. Los minerales que sólo son necesarios en cantidades diminutas son llamados oligoelementos y, como las vitaminas, la insuficiencia de éstos puede causar un padecimiento que produce un conjunto particular de síntomas que pueden desarrollarse por un periodo prolongado de tiempo. Los efectos de la deficiencia pueden ser muy complejos en algunos casos. Pueden aparecer como resultado directo de una escasez en la dieta o debido a la falta de absorción del mineral u otra disfunción en el cuerpo. Los minerales están involucrados en muchos procesos metabólicos, ambos de manera directa o indirecta. Algunos tienen efectos antioxidantes mientras que otros son necesarios para la función de las vitaminas, hormonas, y enzimas (sustancias en el cuerpo que provocan reacciones químicas). La importancia de los minerales ha sido cada vez más reconocida, aunque su papel es quizá menos conocido que el de las vitaminas.

Sodio

El sodio se obtiene de la dieta en forma de sal común (cloruro de sodio). Es esencial para el buen funcionamiento de los nervios, como constituyente vital de los fluidos de las células y los tejidos. La cantidad mínima necesaria se obtiene naturalmente de los alimentos, muchos de los cuales contienen trazas de sal. No se necesita tomar sal adicional. Sin embargo, las dietas occidentales se basan fuertemente en alimentos procesados que contienen mucha sal añadida, y esto puede causar serios problemas de salud. Éstos pueden ser enfermedades circulatorias o cardiacas, hipertensión, y padecimientos del riñón. Los riesgos de desarrollar estos padecimientos pueden reducirse simplemente con no añadir sal a los alimentos durante la cocción o en la mesa, y evitar comer muchos alimentos procesados. El gusto por la sal es un hábito adquirido que, con un poco de perseverancia, es posible deshacerse de él. Trate de añadir hierbas y especias en lugar de sal a los alimentos para agregarles un sabor distinto. Si usted consume comida salada beba uno o dos vasos de agua para diluir los efectos y aliviar la tensión en los riñones.

Potasio

El potasio es un componente vital de las células y los fluidos de los tejidos. Es esencial para la función de los nervios. El equilibrio entre los niveles de potasio y el sodio en los fluidos del cuerpo puede ser muy importante en el desarrollo de algunas enfermedades y padecimientos. Por ejemplo, proporciones bajas de potasio y altas en sodio son un factor en el desarrollo de hipertensión y el estrés. La deficiencia de potasio causa pérdida de apetito y mareos, sed, debilidad muscular y alteraciones nerviosas. En casos severos y raros hay pérdida de conocimiento y coma. Una dieta normal y variada debe contener suficiente cantidad de potasio, aunque los niveles son a veces bajos en alimentos altamente procesados.

Calcio

El calcio está presente en cantidades importantes en el cuerpo humano, forma aproximadamente el 2 por ciento de la masa total, casi toda concentrada en los huesos y en los dientes. El calcio es esencial para el crecimiento y reparación del esqueleto y los dientes. Es especialmente importante para los niños en crecimiento y para la gente joven comer alimentos que contengan una abundante provisión. Las mujeres tienen una necesidad particular de calcio en el embarazo, durante y después de la menopausia. La vitamina D es necesaria para la absorción y la utilización de calcio, la relación entre ellos es muy complicada. Por lo que los padecimientos como la osteoporosis (adelgazamiento y debilitamiento de los huesos) no siempre la provoca una dieta pobre en calcio, pero sí relacionada con bajos niveles de secreciones estomacales y con el tipo más potente de vitamina D.

La deficiencia de calcio es poco común en la gente que come una dieta variada, provoca raquitismo en niños y osteomalacia en adultos (ver vitamina D). Los alimentos ricos en calcio son: leche, productos lácteos, pescado, harina, pan y cereales fortificados.

Hierro

El hierro es un componente esencial de la hemoglobina, el compuesto respiratorio de los glóbulos rojos que transporta oxígeno de los pulmones y a todos los tejidos y órganos del cuerpo. Alimentos ricos en hierro son: la carne roja, hígado, riñón, yema de huevo, cacao, nueces, vegetales verdes, frutos secos, legumbres, harina y cereales fortificados. El hierro se absorbe con más facilidad de la carne, pero la absorción también se eleva con la ingesta de suficiente vitamina C. La deficiencia de hierro causa anemia, produce síntomas de cansancio, palidez, resfriados, problemas para respirar y mareos. Otros síntomas posibles incluyen palpitaciones irregulares, hinchazón de los tobillos y pérdida de peso. Sin embargo, la anemia puede derivar indirectamente de causas distintas a la falta de hierro en la dieta. Una anemia leve es muy común, especialmente entre las mujeres, y por lo regular no es diagnosticada. Los suplementos de hierro son recetados a cualquiera que se le diagnostique anemia y el mineral también se prescribe a las mujeres embarazadas.

Fósforo

El fósforo está presente en el cuerpo en cantidades importantes, se calcula que constituye alrededor del uno por ciento del peso total. Se concentra en los huesos y en los dientes, en donde juega un importante papel en el crecimiento, reparación y mantenimiento. El fósforo también es esencial en el metabolismo de la energía, en la actividad muscular y en la función de ciertas enzimas. Afecta la absorción de otros elementos y compuestos del intestino delgado. El suministro del cuerpo se renueva totalmente cada dos o tres años. Se encuentra en abundancia en muchos alimentos, especialmente aquellos de origen animal, por lo que la deficiencia es rara. En países occidentales hay un enorme riesgo de consumir fósforo en exceso, en vez de que se presente una deficiencia, porque se comen muchos productos de origen animal en lugar de alimentos de base vegetal. Una ingesta muy alta en fósforo puede reducir o evitar la absorción de hierro, calcio, zinc y magnesio. Éste también puede ser un factor en la incidencia de osteoporosis y algunos otros padecimientos.

Magnesio

El magnesio se requiere para el crecimiento, reparación y mantenimiento de los huesos y los dientes, el correcto funcionamiento de los músculos y los nervios, y para los procesos metabólicos que involucran ciertas enzimas. Tiene un papel en la función y actividad de las vitaminas B_1 y B_{12}. El magnesio se encuentra en muchos alimentos como: vegetales verdes, cereales, granos enteros, carne, leche, productos lácteos, huevo, mariscos, frutos secos y legumbres. La deficiencia es rara en personas que llevan una dieta normal y variada. Cuando esto ocurre, provoca ansiedad, insomnio, calambres, temblores, palpitaciones y pérdida de apetito y de peso. Bajos niveles de magnesio pueden ser un factor en el desarrollo de varios padecimientos y enfermedades como la osteoporosis y la hipertensión.

Yodo

El yodo es esencial para el buen funcionamiento de la glándula tiroides, está presente en dos hormonas vitales para la tiroides que son responsables de la regulación del metabolismo y el crecimiento. Altas concentraciones de este mineral se encuentran presentes en las algas marinas, mariscos, así como en vegetales y frutas que crecen en suelos ricos en yodo. Los animales que han pastado las plantas de suelos ricos en yodo incorporan el mineral a sus músculos, producen carne rica en yodo. La deficiencia de este mineral es rara porque el yodo es añadido a la sal de mesa y de cocina, y a alimentos básicos como el pan y los cereales. Si esta deficiencia ocurre, se presenta el padecimiento llamado bocio en el que la glándula tiroides crece, produce un bulto en el cuello, y provoca síntomas de bajo metabolismo, debilidad y aumento de peso. La deficiencia de yodo combinada con el hipotiroidismo puede estar relacionada en algunos casos de quistes fibrosos en los senos.

Manganeso

El manganeso es esencial para la actividad de muchas enzimas y reacciones metabólicas. Está involucrado en las funciones de los nervios y los músculos, y en el crecimiento y reparación de los huesos. Es un cofactor en la reacción enzimática vital del metabolismo de la glucosa, y algunas personas con diabetes mellitus y artritis reumatoide han mostrado tener deficiencia del mineral. También es necesario para la actividad de una enzima llamada superóxido dismutasa de manganeso, que tiene importantes propiedades antioxidantes. El manganeso se encuentra en muchos alimentos, pero en especial abundante en granos enteros, nueces, cereales, aguacate, legumbres y té. La deficiencia de este mineral es rara.

Cobre

El cobre está involucrado en la actividad de muchas enzimas y funciones metabólicas, así como en la producción de glóbulos rojos, y tejido conectivo. También es necesario para el crecimiento de los huesos y su reparación. Está involucrado en el metabolismo de las grasas y por lo tanto en el destino de las reservas de energía del cuerpo. La importancia del equilibro del zinc y el cobre ha sido demostrado en el desarrollo de algunas enfermedades, porque éstos dos minerales pueden "competir" a cierto grado. La deficiencia es poco común pero puede ser factor en el desarrollo de enfermedades arteriales y osteoartritis. La deficiencia reduce el número de glóbulos blancos, por lo que baja la inmunidad en el cuerpo. Puede provocar diarrea y cambios en el estado del cabello. El cobre se halla en abundancia en muchos alimentos y fuentes que son especialmente ricas en el mineral como: mariscos, frutos secos, hígado, riñones y cacao. La ausencia de este mineral en la dieta es rara.

Cromo

El cromo es importante en múltiples actividades metabólicas, en particular en el procesamiento y almacenamiento de azúcares y grasas. Está involucrado en la actividad de la insulina, en la tolerancia a la glucosa durante la diabetes, y en la función del sistema inmune. También es necesario para el buen funcionamiento de los músculos voluntarios que mueven los huesos y las articulaciones. El cromo se halla en muchos alimentos enteros y sin refinar, incluyendo la harina integral, granos enteros, cereales, champiñones, y fruta fresca. La deficiencia puede causar irritabilidad, depresión y olvido, pero es rara en aquellos que consumen una dieta normal y variada.

Sulfuro

El sulfuro participa en el metabolismo de los aminoácidos y en la fabricación de proteínas. Forma un importante elemento de los componentes estructurales del cuerpo —huesos, dientes, piel y uñas. Buenas fuentes son: carne, hígado, ajo, cebollas, nueces, pescado, productos lácteos y huevo. La deficiencia no es reportada normalmente.

Estroncio

El estroncio es similar en composición al calcio y también se encuentran concentraciones en los huesos y los dientes. El mineral es naturalmente hallado en la leche y los productos lácteos. Ayuda a asegurar la fuerza de los huesos y dientes. La deficiencia es raramente reportada.

Boro

Se cree que el boro está involucrado en la utilización del calcio, la actividad de la vitamina D y la acción de la hormona femenina, estrógeno. Se cree que es necesario para el proceso de conversión de la vitamina D en su forma más potente que se encuentra en los riñones. Es abundante en la fruta fresca y en los vegetales, y no se reporta deficiencia de este mineral.

Selenio

El selenio se ha reconocido en los últimos años por su poderosa actividad antioxidante, en especial cuando se combina con la vitamina E. También está involucrado en el funcionamiento del sistema inmune y del hígado. Se cree que muchas personas tienen una insuficiencia de este importante mineral. Las mejores fuentes alimenticias incluyen nueces de Brasil, granos enteros, cereales, mariscos, algunos pescados, yemas de huevo, riñón, hígado, ajo, rábanos y levadura. Se cree que el selenio protege y ayuda en la prevención y el tratamiento de una variedad de padecimientos. Es un mineral que puede ser útil al emplearse como suplemento.

Zinc

El zinc es esencial para la actividad de numerosas enzimas y está extensamente involucrado en los procesos metabólicos. Es necesario para la utilización de la vitamina A y es vital en el funcionamiento del sistema inmune. El zinc tiene propiedades antivirales, está involucrado en la sanación de las heridas y realiza importantes actividades antioxidantes. Juega un papel esencial en el metabolismo de la insulina y en el control de los niveles de azúcar en la sangre. La deficiencia tiene efectos variados, que incluyen el crecimiento deficiente, el retraso de las facultades intelectuales y la lenta cicatrización de las heridas. La deficiencia es común en personas que sufren padecimientos entre los que se incluyen la enfermedad de Crohn, enfermedad de las encías, y la baja actividad de la glándula tiroides. Se cree que esta deficiencia incrementa la susceptibilidad a las infecciones virales y puede estar implicada en el desarrollo de diabéticos no dependientes de la insulina. El zinc se encuentra en muchos alimentos, pero buenas fuentes son en especial: mariscos, yema de huevo, hígado, carne, granos enteros, harina integral, cereales, semillas y nueces.

Radicales libres y antioxidantes

Los radicales libres se encuentran de forma natural, son compuestos inestables altamente reactivos debido a la naturaleza de su estructura atómica. Están listos para adherirse y destruir moléculas útiles del cuerpo y dañar células. La mayoría de los radicales libres se producen en el cuerpo como resultado del metabolismo normal. Entre los más potentes están las moléculas tóxicas de oxígeno. Éstas oxidan agentes útiles del cuerpo, incluyendo las enzimas y otras proteínas pero también el ADN, el material genético de la vida. De hecho, se estima que cada célula humana es asaltada por varios miles de ataques radicales libres cada día. Afortunadamente, el cuerpo tiene mecanismos de defensa que pueden emplearse para enfrentar estos ataques y reparar el consiguiente daño. Los mecanismos de defensa y de reparación trabajan de manera más efectiva durante la juventud. Una de las principales teorías acerca del envejecimiento propone que conforme pasa el tiempo la velocidad del daño de los radicales libres gradualmente sobrepasa a aquellos mecanismos (de defensa) lo que lleva a una acumulación general de efectos adversos.

Lo más importante es que entre las defensas del cuerpo se encuentran un grupo de grandes y variadas sustancias naturales conocidas como antioxidantes. El cuerpo produce enzimas antioxidantes propias pero muchas sustancias de los alimentos también poseen una poderosa actividad antioxidante. Es imposible evitar la producción de los radicales libres en el cuerpo, pero es posible asegurarse de que la dieta contenga abundantes antioxidantes naturales. Éstos son particularmente cuantiosos en las frutas y vegetales. Algunos de los más conocidos son descritos más adelante, así como en las entradas de la lista de los alimentos de la A a la Z.

Otras sustancias curativas de los alimentos

En años recientes, se ha incrementado la atención hacia un número de "súper" sustancias en los alimentos, que parecen tener propiedades que fomentan la salud. Otras sustancias continúan siendo estudiadas e investigadas, y así la lista se va haciendo más larga conforme pasa el tiempo.

Carotenos

Los carotenos son sustancias orgánicas naturales que contienen carotenoides, los pigmentos naranja, amarillo y rojo que se encuentran en tejidos de plantas y algunos animales (por ejemplo: yema de huevo, grasa de leche) aproximadamente 40 de los 50 carotenoides que han sido estudiados son precursores de la provitamina A que puede convertirse en vitamina A. También, muchos carotenos, de los cuales el mejor ejemplo es el beta caroteno, ha demostrado tener una potente actividad antioxidante. Los carotenos se depositan de forma natural en los tejidos del cuerpo y en la glándula timo, un importante órgano del sistema inmune. Suficiente evidencia sugiere que las concentraciones de carotenos en el cuerpo, junto con las enzimas antioxidantes naturales, son factores que afectan el periodo de vida de los mamíferos. Los niveles de estas sustancias disminuyen con la edad pero, puede suceder que aquellos más longevos puedan mantener concentraciones más altas en sus tejidos. Consumir una dieta rica en carotenos eleva el nivel de estas importantes sustancias e incrementa la capacidad de los antioxidantes. Las mejores fuentes son zanahorias, calabacitas, calabazas, vegetales de hoja verde, betabel, papas dulces y otros vegetales de color.

Flavonoides

Los flavonoides son un grupo de pigmentos naturales en las plantas que se hallan en abundancia en frutas y vegetales verdes. Son los más potentes de las sustancias antioxidantes conocidas, tienen la capacidad de contraatacar los radicales libres, y también poseen otras propiedades. Los flavonoides parecen tener propiedades, anticancerígenas, antivirales, antialérgicas y antiinflamatorias, y algunas también tienen actividad de tipo hormonal. Protegen el corazón, la circulación y la piel. Se ha descubierto que ciertos flavonoides parecen poseer particular afinidad con ciertos tejidos. Se han identificado y estudiado varios miles de flavonoides, en particular aquellos de las plantas y hierbas que tienen una larga historia de uso medicinal. Su eficacia tiende a ser más aprobada que desaprobada por el escrutinio científico.

Los flavonoides forman un grupo muy extenso de sustancias que tienen efectos diversos. Las antocianinas son en particular importantes. Se encuentran en las moras muy coloridas, en especial los arándanos, moras azules, cerezas, grosellas negras, fresas, frambuesas y uvas. Estos frutos deben comerse tan frecuentemente como sea posible —por lo menos una vez a la semana. El grupo más grande de flavonoides son las isoflavonas, algunos de los cuales tienen una actividad hormonal natural y pueden ser útiles en el tratamiento y la prevención de padecimientos. Otros inhiben la formación de capilares sanguíneos. Esta última propiedad está elevando el interés en el tratamiento de algunos tipos de cáncer y se espera que sea posible inhibir el crecimiento de los tumores al cortarles el suministro de sangre. Las isoflavonas tienen propiedades naturales antioxidantes, apoyan al sistema inmune y ayudan a reparar el material genético (ADN). Se encuentran de forma natural en los vegetales altamente coloridos, semillas, legumbres, vino tinto, frutos secos y productos de soya.

Los flavonoides son un enorme grupo de sustancias con múltiples propiedades. Otros alimentos que los contienen son: frutas cítricas, manzanas, mangos, granadas, tomates (que incluyen salsas cocinadas y pastas), hierbas (por ejemplo tomillo, mejorana, albahaca, orégano), ajo, cebolla, té, té verde y jugos de frutas y vegetales.

Glutatión

El glutatión es un antioxidante natural que el cuerpo fabrica a partir de ciertos aminoácidos. Se cree que es otra sustancia que determina la duración de la vida. Mientras que los niveles de éste disminuyen de forma natural con la edad, aquellos más longevos parece que mantienen concentraciones más altas de esta sustancia en la sangre. Frutas frescas y vegetales, incluidas las zanahorias, tomates, brócoli, papas, espinacas, espárragos, aguacate, peras y sandía son buenas fuentes de glutatión. Es, sin embargo, una sustancia que se destruye con facilidad al cocinarla, y por lo tanto es mejor obtenerla de los alimentos crudos.

Coenzima Q_{10}

La coenzima Q_{10} es una enzima antioxidante natural que se encuentra en casi todas las células y tejidos humanos. Juega un papel vital en el metabolismo de la energía. Se cree que puede ayudar a prote-

ger el corazón y al sistema inmune, y ha probado ser útil en el tratamiento de la enfermedad de Alzheimer. Los niveles naturales de
esta enzima disminuyen con la edad. Buenas fuentes de alimentos
son: hígado, productos de soya, vegetales verdes (en especial la espinaca, y alfalfa), nueces y pescados oleosos.

Carnosina

La carnosina es un compuesto proteínico que comprende dos aminoácidos, que se encuentran de forma natural en los músculos, el cerebro, el sistema nervioso y en el cristalino del ojo. Es una sustancia
que atrae mucha atención por parte de quienes investigan el envejecimiento, y se le han encontrado algunas propiedades extraordina-
rias. La carnosina es un potente antioxidante que parece que acelera
la actividad contra los radicales libres en diferentes órganos, incluyendo el cerebro, corazón, estómago e hígado. Estimula la actividad
muscular durante el ejercicio de alto impacto e incrementa el periodo de vida de ciertas células del sistema inmune. También apoya la
función del sistema inmune en muchas otras formas y parece ser
capaz de proteger al cerebro del daño asociado con la enfermedad
de Alzheimer. Durante el envejecimiento hay una acumulación
anormal de proteínas que ya no son capaces de llevar a cabo su función correctamente. Además, quedan productos residuo dañinos conocidos como AGEs, y por lo tanto ayudan a proteger al cuerpo
contra los potenciales efectos dañinos. También es activo contra algunas toxinas que pueden entrar al cuerpo. Posee la capacidad de
adherirse a ellos (quelación) convirtiéndolos en tipos poco dañinos
que se pueden eliminar. En experimentos de laboratorio las células
fibrosas fueron "rejuvenecidas" cuando las trataban con carnosina,
las cuales incrementaron su longevidad un 20 por ciento. Buenas
fuentes de esta sustancia son la carne roja y el pollo magros.

Fosfolípidos

Los fosfolípidos son sustancias orgánicas naturales que contienen
dos ácidos grasos y fosfato. Son constituyentes importantes de las

membranas celulares. Uno de los más comunes es la lecitina, que junto con un compuesto relacionado, fosfatidil colina tiene efectos benéficos en el cerebro, el sistema nervioso y la piel. Ayuda a controlar los niveles de colesterol en la sangre y promueve la absorción de algunas vitaminas. Buenas fuentes alimenticias de fosfolípidos son los productos de soya, maíz, nueces, granos integrales de trigo, germen de trigo, yema de huevo e hígado.

Alimentos curativos
de la A a la Z

Abadejo

Descripción: pez blanco de aguas profundas, de color grisáceo con una línea oscura a todo lo largo. Su carne es blanca y firme y es uno de los tipos más populares de pescado en Gran Bretaña.

Propiedades: excelente fuente de proteínas, vitaminas (en especial B_{12}) y minerales (incluye el hierro). Es bajo en calorías.

Beneficios para la salud: proporciona proteínas para el crecimiento y reparación de los tejidos, y vitaminas y minerales involucrados en los procesos metabólicos.

Métodos de preparación y presentación: por lo regular se encuentra disponible en filetes frescos o ahumados. El abadejo puede escalfarse, hornearse, cocinarse al vapor o freírse. Los filetes de abadejo, se pueden empanizar o rebozar, son alimentos rápidos populares. El abadejo también se utiliza en platillos precocinados.

Desventajas: raramente puede provocar alergias. Si las espinas no son removidas pueden provocar ahogamientos.

Aceite de cártamo

Descripción: aceite vegetal obtenido de las semillas de una planta nativa de Asia y que es cultivada en todo el mundo. El aceite se usa para cocinar y también en otros productos como los cosméticos y pinturas.

Propiedades: excelente fuente de grasas polinsaturadas, incluyendo los ácidos grasos esenciales y vitamina E.

Beneficios para la salud: proporciona ácidos grasos necesarios para la buena salud, que participan en los procesos metabólicos y forman los componentes de las células y químicos naturales. La vitamina E tiene actividad antioxidante y puede ayudar a proteger contra las enfermedades. El aceite de cártamo protege el corazón y la circulación, y posiblemente ser benéfico en el tratamiento de las enfermedades inflamatorias como la artritis, eczema y psoriasis.

Métodos de preparación y presentación: puede emplearse para saltear, etc., o en los aderezos de ensaladas.

Desventajas: alta en calorías. Debe comerse en pocas cantidades como parte de una dieta baja en calorías.

Aceite de hígado de bacalao

Descripción: disponible como suplemento alimenticio en forma de cápsulas o líquido. El aceite de hígado de bacalao es rico en vitaminas A y D, y ácidos grasos omega 3 que protegen al corazón y la circulación. El aceite de hígado de bacalao (y de algunas otras especies) puede servir en el tratamiento y prevención de las molestias de la artritis y los padecimientos de la piel, y es un suplemento benéfico para aquellos que no disfrutan los pescados oleosos.

Aceites vegetales

Descripción: aceites derivados de las semillas, frijoles o frutos secos de una variedad de plantas diferentes, entre las que se encuentran: el cártamo, ajonjolí, girasol, soya, aceitunas, canola y nuez. (Ver descripciones individuales.) Son buenas fuentes de vitamina E y ácidos grasos esenciales insaturados y ayuda a absorber de las vitaminas liposolubles en el intestino. En cantidades moderadas los aceites vegetales se consideran benéficos para la salud pero son altos en calorías. A diferencia de la lista anterior, el aceite de palma y el de coco contienen muchas grasas saturadas, un alto consumo de ellos se ha ligado con enfermedades del corazón y circulatorias.

Aceitunas

Descripción: frutos amargos de color negro y verde del árbol del olivo, es nativo del Mediterráneo y del Medio Oriente. Es ampliamente cultivado. Las aceitunas han sido apreciadas desde tiempos antiguos por su aceite, que se usa en la cocina; se comen después de prepararse en salmuera o salarse. También tienen un uso curativo en el naturismo.

Propiedades: excelente fuente de vitamina E, grasas monoinsaturadas y antioxidantes naturales.

Beneficios para la salud: proporcionan ácidos grasos que son vitales para la buena salud. La vitamina E y los antioxidantes naturales en las aceitunas pueden ayudar a proteger contra enfermedades, entre las que se incluye el cáncer. En la medicina naturista, las aceitunas se usan como laxante, y se aplican de manera externa para tratar los esguinces, hematomas, reumatismo, artritis, resfriados, dolencias del riñón y el pecho.

Métodos de preparación y presentación: por lo regular disponibles en frascos o en empaques al vacío. Se usan como guarnición en muchos platillos salados y el aceite es muy utilizado para saltear y para hacer aderezos, etc.

Desventajas: altas en sales y por lo tanto no son adecuadas para aquellos con dietas bajas en sodio.

Achicoria (endivia belga)

Descripción: vegetal para ensaladas en forma de torpedo. Consiste en un paquetito apretado de hojas de color blanco con puntas amarillo con verde. Tiene un sabor amargo característico.

Propiedades: contiene vitaminas útiles (incluidas C y B_9) y minerales (hierro y calcio). Es bajo en calorías.

Beneficios para la salud: contiene vitaminas y minerales que son esenciales para la buena salud y la prevención de enfermedades.

Métodos de preparación y presentación: usualmente se comen crudas en ensaladas pero a veces se cocinan como un vegetal.

Desventajas: no se ha reportado ninguna hasta el momento.

Achicoria salvaje

Descripción: hierba silvestre con hojas desiguales y flores azules. Las hojas pueden comerse como vegetal de ensalada, y la raíz se usa en medicina naturista. La raíz seca y asada se usa para hacer "café" de achicoria.

Propiedades: una excelente fuente de vitaminas (en especial C), minerales (en particular potasio) y beta caroteno.

Beneficios para la salud: contiene vitaminas y minerales esenciales para la buena salud y la prevención de enfermedades. El beta caroteno tiene una potente actividad antioxidante. En medicina naturista, se hace una decocción con la raíz que es útil para tratar problemas de hígado, ictericia, gota y reumatismo.

Métodos de preparación y presentación: las hojas frescas pueden emplearse en ensaladas, y la raíz seca y asada se usa para hacer una bebida caliente.

Desventajas: no se ha reportado ninguna hasta el momento.

Agua

El cuerpo humano está en su mayoría constituido por agua, que comprende aproximadamente el 60 por ciento de su masa total. Debe ser recuperada frecuentemente, debido a que constantemente se pierde y se usa. La pérdida natural ocurre en los procesos de la expulsión a través de la orina, respiración y sudoración, además el agua participa en casi todos los procesos metabólicos. Un adulto promedio requiere aproximadamente tres litros de agua al día, depende del tamaño y peso corporal. La mayoría del agua necesita obtenerse al beber agua (62 por ciento), mientras que el resto se obtiene del contenido de agua de los alimentos, con una pequeña cantidad que generan los procesos metabólicos.

El agua es tan importante que los seres humanos mueren rápidamente, en cuestión de pocos días si quedan privados de ella. Los expertos de la salud recomiendan beber seis a ocho vasos de agua simple al día, junto con otras bebidas para asegurar la ingesta adecuada de fluidos. Se estima que muchas personas no beben la suficiente agua y por consecuencia están levemente deshidratados la mayor parte del tiempo. Esto puede provocar síntomas como dolores de cabeza, irritabilidad y olvidos. Puede tensar los riñones e incrementar el riesgo de infecciones del tracto urinario y cálculos en el riñón. En edades avanzadas, la sensación de sed puede disminuir y por lo tanto los adultos mayores están en un particular riesgo de deshidratación como los niños pequeños. En caso de una infección del tracto urinario, beber abundante agua ayuda a eliminar los organismos que la provocan y favorece la curación. Beber agua en abundancia, especialmente en sorbos frecuentes es de vital importancia para quien sufra de un ataque de náuseas o diarrea, cuando la deshidratación supone un riesgo particular.

Muchas personas se preocupan por los químicos aditivos o contaminantes que pueden estar presentes en los suministros de agua (aunque la calidad del agua es sujeto de monitoreos rigurosos). Los filtros de agua y otros sistemas de purificación se han vuelto muy populares en los años recientes, éstos pueden remover compuestos, incluyendo los minerales que pueden ser benéficos para la salud. Las aguas embotelladas están ampliamente disponibles y son una alternativa muy popular, muchas personas prefieren el sabor de éstas que el del agua que sale por el grifo. Sin embargo, aunque las aguas embotelladas y "minerales" son seguras, no son necesariamente libres de compuestos y aditivos. Cuando se viaja por países donde la calidad del agua puede ser dudosa, es esencial hervir el agua, usar pastillas para purificar el agua o beber agua embotellada para protegerse del riesgo de contraer enfermedades.

Aguacate

Descripción: fruto de forma aperada o redonda con piel correosa y pulpa cremosa que rodea un hueso redondo y grande. Su color varía de morado oscuro a verde, y los frutos se importan de varios países incluyendo los Estados Unidos (California) y el Medio Oriente.

Propiedades: excelente fuente de vitaminas (en especial B_2 (riboflavina), B_6, C y rico en E) y minerales (en particular potasio y manganeso). Los aguacates son altos en ácidos grasos monosaturados y proteínas.

Beneficios para la salud: la vitamina que contiene crea una actividad antioxidante natural, lo cual es importante para prevenir las enfermedades, entre las que se incluyen algunos tipos de cáncer. Sus minerales fomentan la salud de muchos órganos y funciones, en especial del sistema nervioso. Las grasas monosaturadas ayudan a bajar los niveles de colesterol en la sangre, esto es benéfico para el corazón y la circulación.

Métodos de preparación y presentación: se comen en ensaladas de vegetales o solos, rellenos (por ejemplo con camarones) o mezclados con otros ingredientes.

Desventajas: alto en calorías —pueden tener por encima del 80 por ciento de grasa o 400 calorías por pieza.

Ajo

Descripción: vegetal miembro de la familia de las cebollas, que consta de un número de gajos o dientes, cada uno rodeado de una piel parecida al papel, todos unidos forman un bulbo de forma esférica. Cuando se pelan los dientes o se machacan tienen un olor acre característico y son muy utilizados para añadir sabor a platillos salados. El ajo se ha cultivado y se utilizado desde épocas antiguas para curación en la medicina tradicional. Análisis científicos y estudios de los compuestos contenidos en el ajo confirman sus beneficios para la salud, los cuales ahora son reconocidos en la medicina ortodoxa. Las variedades de ajo silvestre también se usan en la medicina naturista.

Propiedades: contiene muchas sustancias activas, entre las que se encuentran los compuestos de sulfuro, que son responsables del olor acre.

Beneficios para la salud: tiene propiedades antivirales y antibacteriales y estudios recientes demuestran que comer ajo crudo reduce la congestión nasal, la bronquitis y los síntomas de resfrío y protege contra la reinfección. Los compuestos del ajo ayudan a bajar la presión sanguínea y a reducir los niveles de colesterol, por lo tanto protegen el corazón y la circulación. Se dice que el ajo protege contra ciertos tipos de cáncer pero no hay evidencia científica para ello. Cocinarlo puede reducir los beneficios del ajo a la salud.

Métodos de preparación y presentación: puede picarse o machacarse y usarse crudo o cocinado en una amplia variedad de platillos salados. El ajo se usa en muchos alimentos procesados como saborizante. Se producen cápsulas de gelatina de aceite de ajo como suplemento alimenticio.

Desventajas: provoca un aliento muy fuerte (aunque tomar ajo en forma de suplemento resuelve en gran parte este problema). El ajo puede desencadenar la migraña y manipular dientes de ajo crudos puede causar erupciones cutáneas en personas susceptibles.

Ajonjolí

Descripción: semillas pequeñas oleíferas de una planta nativa de Asia tropical. Son muy utilizadas en la fabricación de alimentos, por ejemplo, en panes y galletas, y en la cocina vegetariana y en la cocina medio oriental. El aceite también es extraído comercialmente y se usa como aceite de cocina. Las semillas tienen un sabor parecido a la nuez.

Propiedades: excelente fuente de proteína, fibra, aceites polinsaturados, vitaminas (en especial del grupo B y E) y minerales (en particular calcio).

Beneficios para la salud: proporciona proteína para el crecimiento y reparación de los tejidos. La fibra favorece el buen funcionamiento del intestino y puede ayudar a prevenir enfermedades del sistema digestivo, incluyendo algunos tipos de cáncer. También proporciona grasas polinsaturadas que son esenciales para la salud y que pueden ayudar a bajar los niveles de colesterol, si se come con moderación. Las semillas de ajonjolí proporcionan vitaminas y minerales valiosas para la buena salud y protección contra las enfermedades.

Métodos de preparación y presentación: pueden comerse al natural o asadas, se agregan a platillos vegetarianos dulces o salados. Se usan para hacer un platillo turco llamado Halva —un tipo de dulce con miel y semillas de ajonjolí— y la salsa cremosa llamada tahini. A menudo las semillas se emplean como cubierta para panes o se tuestan y se espolvorean en el cereal.

Desventajas: alta en calorías.

Albahaca

Descripción: también conocida como albahaca de huerto, es una hierba cultivada desde tiempos antiguos para uso culinario y medicinal. Es una hierba de huerto en Gran Bretaña y las hojas son la parte que se utiliza.

Propiedades: contiene sustancias activas y volátiles que le dan un sabor y aroma distintos.

Beneficios para la salud: se usa en medicina naturista para tratar los padecimientos nerviosos poco severos al actuar como tranquilizante natural. También se usa para tratar dolencias digestivas y aliviar las náuseas.

Métodos de preparación y presentación: se usa seca o fresca para añadir sabor, en especial en platillos con base de tomate, o como té herbal.

Desventajas: no se ha reportado ninguno hasta la fecha.

Alcachofa

Descripción: vegetal raro de forma ovalada con tallo, la alcachofa es de hecho la cabeza de la flor de esta planta, que consiste de una serie de hojas rígidas y superpuestas. La base de las hojas y el corazón rosado son las partes que se comen. Las alcachofas son por lo regular importadas de países mediterráneos.

Propiedades: una excelente fuente de vitaminas, en especial folato (B_9 o ácido fólico), minerales, (en particular potasio) y fibra.

Beneficios para la salud: contiene una sustancia conocida como cinarina, junto con otros compuestos que se cree que tienen propiedades curativas. Pueden ayudar a bajar el colesterol de la sangre, aceleran la función del hígado y apoyan a la vesícula biliar en el tratamiento y la prevención de los cálculos biliares. Las alcachofas y los extractos de ésta contienen cinarina que se usa en medicina naturista para tratar estos padecimientos. El contenido de vitaminas, minerales, carbohidratos y fibra del vegetal, todos tienen propiedades que favorecen la salud.

Métodos de preparación y presentación: las puntas de las hojas deben removerse antes de cocinarlas. Las alcachofas usualmente se hierven o se cocinan al vapor y las hojas y el corazón se extraen y se bañan en salsa.

Desventajas: puede ser difícil comerla, debido a que hay que descartar muchas partes de la alcachofa.

Alcachofa (de Jerusalén)

Descripción: tubérculo abultado, retorcido cubierto por una delgada piel blanca o malva, con pulpa blanca de dulce sabor. Pueden crecer en casa o ser importadas.

Propiedades: buena fuente de almidones, fibra, vitaminas y minerales.

Beneficios para la salud: contiene vitaminas, minerales y fibra esenciales para la buena salud y para prevenir enfermedades. Los almidones proporcionan una lenta liberación de energía, evita las repentinas elevaciones de azúcar en la sangre.

Métodos de preparación y presentación: usualmente hervidas o al vapor y servidas con mantequilla o salsa.

Desventajas: no se ha reportado ninguna hasta el momento.

Alfalfa ver **germinados**

Algarrobo

Descripción: vainas de un árbol de hoja perenne, se cultiva para hacer un polvo que se usa como sustituto del cacao y otros alimentos.

Propiedades: buena fuente de carbohidratos y minerales (calcio y hierro) y es bajo en calorías.

Beneficios para la salud: fuente de energía y contiene minerales esenciales para la buena salud. No contiene cafeína u otros estimulantes.

Métodos de preparación y presentación: por lo regular se utiliza en la manufactura de alimentos alternativos de productos con base en el cacao —chocolate— que pueden ser o no ser bajos en calorías, depende de los ingredientes agregados.

Desventajas: no se ha reportado ninguna hasta el momento.

Algas marinas

Descripción: existen varias especies de algas marinas como la Laver, la cual es común en las costas británicas, ambas son nutritivas y comestibles. Sin embargo, es vital asegurar que la playa y el mar de donde se recolectan las algas estén libres de contaminación (aguas residuales). Las algas marinas también se encuentran disponibles en tabletas en las farmacias.

Propiedades: todas las algas son buenas fuentes de minerales (en especial el yodo, también sodio, hierro, calcio, cobre, zinc, magnesio, y potasio) y contiene algunas vitaminas (del grupo B incluyen B_{12} y vitamina A). También contiene beta caroteno (carotenos).

Beneficios para la salud: proporciona minerales útiles y vitaminas que participan en los procesos metabólicos vitales y en el mantenimiento de la salud. El beta caroteno tiene una actividad antioxidante poderosa y puede ayudar a prevenir enfermedades, incluyendo algunos tipos de cáncer.

Métodos de preparación y presentación: las algas frescas deben lavarse muy bien con agua limpia y pueden hervirse o cocinarse al vapor como un vegetal. En Irlanda, Gales, la tipo Laver se agrega a rissoles o empanadas —pasteles de alga— se cubren de harina de avena y se fríen. En la cocina china y japonesa, las algas secas se usan en sopas y otros platillos.

Desventajas: la mayoría de las algas son altas en sodio y pueden no ser convenientes para las personas que sufren de ciertos padecimientos. Pueden contener ciertos contaminantes así que deben obtenerse de un lugar limpio.

Almejas

Descripción: tipo de marisco popular en el norte de América pero se cultiva en Gran Bretaña. También están disponibles enlatadas.

Propiedades: una excelente fuente de proteínas, ácidos grasos esenciales, vitaminas B (en especial B_{12}), minerales (en particular hierro, zinc, magnesio, selenio y calcio).

Beneficios para la salud: contienen proteínas, esenciales para el crecimiento y la reparación de los tejidos; ácidos grasos que son vitales para las funciones metabólicas y la salud de las membranas celulares. Pueden ayudar a bajar los niveles de colesterol y proteger contra las enfermedades circulatorias y cardiacas. Contienen vitaminas y minerales que son esenciales para la buena salud y la prevención de enfermedades. El selenio es un poderoso antioxidante con funciones protectoras.

Métodos de preparación y presentación: las almejas se venden vivas, deben cocinarse y comerse el día de la compra. Las conchas deben estar bien cerradas antes de cocinar —las abiertas deben descartarse. Las almejas se cocinan hirviéndolas u horneándolas hasta que las conchas abran, pero en ocasiones se abren y se comen crudas.

Desventajas: susceptibles a la contaminación y como todos los mariscos pueden provocar intoxicación. Comúnmente desencadenan alergias en personas susceptibles.

Almendras

Descripción: frutos secos aplanados, de forma ovalada y piel marrón. Se encuentran disponibles en esta forma, o blancas sin piel, como hojuelas, o molidas con una consistencia como de harina gruesa. Tienen un sabor dulce y aroma característico. Los árboles de almendras crecen en las Islas Británicas.

Propiedades: buena fuente de proteínas para vegetarianos cuando se combinan con otros alimentos de base vegetal (por ejemplo, cereales, granos enteros y legumbres). Son altas en grasas pero de tipo útil, insaturada, y contienen ácidos grasos esenciales. Las almendras también contienen vitaminas (en especial las del grupo B y E) y minerales (potasio, fósforo, cobre y hierro).

Beneficios para la salud: una versátil alternativa a la proteína animal, contienen vitaminas y minerales esenciales que protegen la salud. Las almendras se usan en la medicina naturista para los padecimientos digestivos y del riñón.

Métodos de preparación y presentación: pueden agregarse a platillos salados o usarse molidas para hacer chuletas o asados vegetarianos. Las hojuelas se tuestan y se usan como cubiertas. Las almendras enteras se usan por lo regular para hacer pasteles, panes, y la almendra molida se usa para hacer mazapán.

Desventajas: deben comerse sólo maduras —las almendras poco maduras pueden contener sustancias que producen hidrógeno ciánico venenoso que despide un aroma especial de "almendras amargas". Como la mayoría de las nueces, las almendras son altas en calorías y es mejor comerlas en pocas cantidades.

Alubias

Descripción: del grupo de las leguminosas y variedad de frijol, es pequeño, blanco y de forma oval. Son los más populares, debido a que se venden horneados y enlatados.

Propiedades: excelente fuente de proteínas vegetales, fibra soluble e insoluble, almidón, vitaminas (en especial del grupo B) y minerales (hierro, magnesio, potasio, manganeso y fósforo).

Beneficios para la salud: proporciona proteína útil para los vegetarianos (cuando se combina con otras proteínas vegetales) necesaria para el crecimiento y reparación de los tejidos. La fibra soluble ayuda a bajar los niveles de colesterol en la sangre y protege contra las enfermedades cardiacas y circulatorias. La fibra insoluble favorece la función saludable del intestino y lo protege contra enfermedades, incluido el cáncer. El almidón proporciona energía de lenta liberación, lo que evita las elevaciones de glucosa en la sangre, por lo que es útil en el control y la prevención de la diabetes. Las vitaminas y minerales están involucradas en las funciones metabólicas esenciales y aseguran la salud de los órganos y tejidos.

Métodos de preparación y presentación: deben sumergirse en agua por varias horas y luego hervirse aproximadamente por una hora. Una vez cocinados, pueden usarse en una variedad de platillos salados y dulces.

Desventajas: pueden provocar gases.

Alubias (frijol canellini, frijol blanco)

Descripción: del grupo de las leguminosas, tipo de frijol blanco originario de Argentina pero ahora se cultivan especialmente en Italia.

Propiedades: una excelente fuente de proteínas vegetales, almidón, fibra, vitaminas (incluyendo el grupo B) y minerales (en especial hierro, magnesio, fósforo, potasio y manganeso).

Beneficios para la salud: estos frijoles proporcionan proteínas valiosas para los vegetarianos (cuando se combina con cereales, nueces, granos, etc.) su almidón es una fuente de energía de liberación lenta, que ayuda a evitar las elevaciones de glucosa en la sangre, por lo tanto ayuda a la prevención y control de la diabetes. La fibra insoluble fomenta el correcto funcionamiento del intestino y ayuda a combatir enfermedades del sistema digestivo, incluido el cáncer. La fibra soluble ayuda a bajar el colesterol de la sangre y reduce el riesgo de desarrollar enfermedades cardiacas y circulatorias. Las alubias contienen vitaminas y minerales esenciales para la buena salud y la prevención de enfermedades.

Métodos de preparación y presentación: deben lavarse, sumergirse en agua y luego hervirse por una hora hasta que estén tiernas. Se usan mucho en cocidos, guisados, ensaladas y platillos con base de pasta y arroz.

Desventajas: pueden provocar gases.

Anchoas

Descripción: pequeños peces que están disponibles en lata, usualmente en aceite o en salmuera.

Propiedades: buena fuente de ácidos grasos omega 3, proteínas, vitaminas (A, B_{12} y D) y minerales (hiero y selenio).

Beneficios para la salud: los ácidos grasos omega 3 protegen contra las enfermedades cardiacas y algunos otros padecimientos. Las anchoas contienen vitaminas y minerales que son esenciales para la buena salud y la prevención de las enfermedades.

Métodos de preparación y presentación: disponibles cocidos y listos para comer —en una tostada o con ensalada. Las anchoas también pueden ser incorporadas a un gran número de platillos salados, por ejemplo, esparcidas sobre la pizza.

Desventajas: por lo regular tienen un alto contenido de sal, especialmente si se enlatan en salmuera. Si están enlatados en aceite vegetal, su contenido calórico es mayor.

Anguila

Descripción: popular tipo de pez alargado de agua dulce, que migra al mar para desovar y poder viajar por tierra. Las anguilas tienen piel brillosa y carne blanca.

Propiedades: buena fuente de proteína, vitaminas (en especial B_{12}) y minerales (incluyendo el hierro). Contiene ácido grasos omega 3.

Beneficios para la salud: contiene proteínas esenciales para el crecimiento y reparación de los tejidos, y vitaminas y minerales que forman parte de las actividades metabólicas y la prevención de enfermedades. Las anguilas contienen aceites que protegen el corazón y la circulación, lo que ayuda a prevenir enfermedades.

Métodos de preparación y presentación: pueden ser cocidas al vapor, escalfadas, fritas o ahumadas.

Desventajas: raramente pueden causar alergias.

Animales de caza

Descripción: variedad de animales y aves salvajes que son cazados y que están disponibles en diferentes épocas del año. Las especies incluyen el conejo, faisán, pato, urogallo, perdiz y venados.

Propiedades: excelente fuente de proteínas, vitaminas (en especial del grupo B), minerales (hierro, potasio y fósforo). Tienden a ser bajos en calorías.

Beneficios para la salud: proporcionan proteínas para el crecimiento y reparación de los tejidos, y vitaminas y minerales que son esenciales para la buena salud y la prevención de enfermedades. Los animales de caza están libres de aditivos artificiales.

Métodos de preparación y presentación: pueden cocinarse asados, marinarse o como ingrediente de estofados y guisados. Los animales de caza necesitan dejarse colgados antes de cocinarse para mejorar el sabor y lo tierno de su carne.

Desventajas: las aves salvajes pueden retener el plomo del disparo.

Anís de estrella

Descripción: fruto seco en forma de estrella que se usa como especia con fines curativos en la medicina naturista. Tiene un sabor aromático anisado y se usa en la cocina china.

Propiedades: contiene un aceite volátil y varios compuestos activos.

Beneficios para la salud: en la medicina naturista, se usa para aliviar gases, cólicos y retortijones. También puede utilizarse para aliviar las afecciones como el catarro.

Métodos de preparación y presentación: se usa como especia en la cocina oriental.

Desventajas: no se ha reportado ninguna hasta el momento.

Anís

Descripción: el anís o la planta de anís es nativa del Egipto, Creta y Asia del Oeste pero se cultiva mucho en Europa Central y el Norte de África. La especia, derivada de las semillas, ha sido empleada por miles de años y tiene un sabor distintivo parecido al licor. Ambas, semillas y fruta se usan en la medicina naturista.

Propiedades: contiene sustancias activas que dan un sabor especial a los alimentos.

Beneficios para la salud: puede aliviar la indigestión y los gases. El anís se usa en la medicina naturista para tratar dolencias digestivas, tos, infecciones respiratorias, catarro, mal aliento y epilepsia.

Métodos de preparación y presentación: empleado como especia para añadir sabor a pasteles, panes y algunos platillos salados. El anís se usa comercialmente para añadir sabor a dulces, bebidas (por ejemplo, el ouzo griego), pastas dentales, refrescantes de aliento, aromatizantes de ambiente, etc.

Desventajas: no se ha reportado ninguna hasta el momento.

Antioxidantes

Sustancias naturales presentes en algunos alimentos, que son capaces de contraatacar los efectos dañinos de los radicales libres (ver texto de introducción, p. 31).

Apio

Descripción: vegetal suculento para ensaladas que consiste de tallos verde blanquecinos y hojas con sabor característico. Se cultiva en toda Gran Bretaña y se usa con fines curativos en medicina naturista.

Propiedades: bajo en calorías, es una excelente fuente de fibra y potasio. Contiene muchos compuestos activos que favorecen la salud.

Beneficios para la salud: el potasio juega un papel vital dentro del cuerpo, por ejemplo, en la función nerviosa, el balance de electrolitos y el control de la presión de la sangre. Un compuesto activo en el apio (3 n-butil ftalide) que también ayuda a reducir la presión de la sangre, por lo tanto puede bajar el riesgo de un ataque al corazón, infarto, etc. El apio contiene otro compuesto activo, que es un antiinflamatorio natural, particularmente útil en el alivio de la gota y el reumatismo, y como sedante para proporcionar un sueño reparador y aliviar la ansiedad.

Métodos de preparación y presentación: se come crudo en ensaladas, se rellena con queso o se corta en cubos y se cocina en guisados, sopas, etc.

Desventajas: no se ha reportado ninguna hasta el momento.

Apio del monte o levístico

Descripción: hierba nativa del sur de Europa pero tiene una larga historia de cultivo en las Islas Británicas. Las semillas aromáticas y los tallos se usan para añadirle sabor a los alimentos, y las hojas pueden agregarse a las ensaladas. Las raíces, hojas y semillas tienen un uso curativo en la medicina naturista.

Propiedades: contiene varios compuestos activos y un aceite volátil.

Beneficios para la salud: se usa en la medicina naturista para tratar los padecimientos digestivos, la fiebre, los padecimientos urinarios y los cálculos renales. Las hojas secas se usan para hacer infusiones.

Métodos de preparación y presentación: las semillas se usan como hierba de condimento para añadir sabor a los alimentos, y las hojas verdes se pueden comer en ensaladas. Los tallos jóvenes pueden usarse de manera parecida a la angélica para añadir sabor y en la fabricación de dulces.

Desventajas: no se ha reportado ninguna hasta el momento.

Apio nabo

Descripción: raíz comestible de un tipo de apio. La dura y fibrosa piel marrón, encierra una pulpa de color crema.

Propiedades: una fuente excelente de fibra, carbohidratos, vitaminas (en especial C) y minerales, (en particular potasio).

Beneficios para la salud: proporciona valiosa energía de lenta liberación. La fibra soluble ayuda a bajar el nivel de colesterol en la sangre y puede proteger contra las enfermedades del corazón y circulatorias. El apio contiene vitaminas y minerales que son esenciales para la buena salud y la prevención de enfermedades.

Métodos de preparación y presentación: usualmente se hierven o se cuecen al vapor y se sirven como vegetal de guarnición. Los palitos de apio nabo sancochado pueden freírse o salteados. El apio nabo fresco, rallado puede usarse en ensaladas.

Desventajas: no se ha reportado ninguna hasta el momento.

Arándano europeo

Descripción: moras pequeñas de color azul muy oscuro y de sabor dulce, crecen en arbustos bajos en tierras altas, páramos y áreas boscosas de Escocia y en el norte y oriente de Europa.

Propiedades: excelente fuente de fructosa, vitaminas (en especial B_9 y C), minerales, antocianidinas y otros flavonoides.

Beneficios para la salud: la vitamina C y antocianidinas tienen muchos efectos que fomentan la salud, y son antioxidantes naturales. Se cree que los arándanos europeos protegen contra muchas enfermedades y padecimientos, incluyendo las infecciones y posiblemente algunos tipos de cáncer.

Métodos de preparación y presentación: pueden comerse frescos, pero por lo regular se cuecen acompañados o no de otras frutas. Se usa en pays y pudines. También están disponibles como mermeladas.

Desventajas: no se ha reportado ninguna hasta el momento.

Arándanos

Descripción: moras pequeñas, redondas, de color rosado y van de tonalidad clara a oscura. Son nativas de América del Norte. Tienen un sabor ácido, y se usan para cocinar y con propósitos curativos en la medicina tradicional.

Propiedades: fuente rica en vitamina C y algunas otras, así como de minerales. Los arándanos son excelente fuente de flavonoides (antocianidinas) y fibra.

Beneficios para la salud: la vitamina C y las antocianidinas tienen poderosos antioxidantes y propiedades antiinfecciosas. Los arándanos se han usado por largo tiempo en la medicina del norte de América para tratar las infecciones del tracto urinario. Investigaciones científicas recientes han aislado un componente en los arándanos que parece actuar contra las bacterias infecciosas. Las antocianidinas también son benéficas para el corazón, la circulación, las articulaciones y la piel. La fibra favorece el correcto funcionamiento de la piel y puede ayudar a bajar los niveles de colesterol.

Métodos de preparación y presentación: las moras se usan para hacer una salsa ácida que es el acompañante tradicional del pavo de Navidad. Ésta puede usarse de otras maneras, pero debido a que los arándanos son ácidos, se les agrega azúcar para hacerlo apetecible. Los arándanos se usan de manera comercial para fabricar jugo.

Desventajas: no se han reportado ningunas hasta el momento.

Arenque

Descripción: pez oleoso de aguas profundas, pequeño, de color plateado, con carne firme de color marrón claro. Puede venderse completo, también se encuentra disponible ahumado y en vinagre.

Propiedades: excelente fuente de proteínas, vitaminas (D y B_{12}), minerales (hierro, selenio) y ácidos grasos omega 3.

Beneficios para la salud: proporciona proteína de primera clase para la reparación y crecimiento de los tejidos, y vitaminas y minerales esenciales para la buena salud y la prevención de enfermedades. El selenio tiene potentes propiedades antioxidantes. Los ácidos esenciales omega 3 del pescado oleoso han demostrado proteger al corazón de las enfermedades. Son esenciales para el desarrollo de los ojos y cerebro en los fetos en crecimiento y pueden mejorar los síntomas de las enfermedades de la piel como la psoriasis. Los expertos de la salud recomiendan comer pescados oleosos dos o tres veces a la semana por su efecto protector.

Métodos de preparación y presentación: puede ser cocido al vapor, asado, escalfado, horneado o frito.

Desventajas: el pescado en conserva tiene un alto contenido de sales. La conserva de pescado puede contener compuestos que pueden desatar migrañas. El arenque puede provocar alergia en personas susceptibles.

Arenque pequeño

Descripción: pescado pequeño de color plateado, usualmente se cocina entero una vez limpio. También están disponibles ahumados y enlatados con salsa de tomate, aceite o salmuera.

Propiedades: excelente fuente de proteínas, vitaminas (B_{12}, A y D) minerales (potasio, yodo, hierro y calcio) y ácidos grasos omega 3.

Beneficios para la salud: proporciona proteína de primera clase para la reparación y crecimiento de los tejidos. Vitaminas y minerales en los arenques participan en un amplio rango de funciones metabólicas y en el mantenimiento de la salud. Los ácidos grasos omega 3 en los pescados oleosos pueden ayudar a mejorar las condiciones de la piel como la psoriasis y ayudan a reducir el riesgo de enfermedades del corazón y circulatorias.

Métodos de preparación y presentación: por lo regular fritos, o asados.

Desventajas: raramente pueden causar alergias.

Arroz

Descripción: uno de los principales cultivos de cereal. El arroz es el alimento básico para más de la mitad de la población mundial.

Existen distintas variedades pero el arroz es más nutritivo si el salvado y el germen del grano se retienen. Sin embargo, algunos tipos de arroz blanco altamente refinado tienen vitaminas y minerales añadidos. El arroz también se usa con fines curativos en la medicina tradicional.

Propiedades: todos los tipos de arroz ofrecen una excelente fuente de almidón y contienen proteína. El arroz integral es una buena fuente de fibra, vitaminas (incluyendo el grupo B) y minerales (hierro, calcio y fósforo). Cocer el arroz a medias o sancocharlo retiene la mayoría de las vitaminas, incluyendo B_1, el cual se pierde al refinarse. El arroz no contiene gluten.

Beneficios para la salud: proporciona energía de lenta liberación, evita las elevaciones repentinas de glucosa en la sangre, y por lo tanto es útil en el control y la prevención de la diabetes. Aporta vitaminas y minerales (depende del tipo) que participan en las funciones metabólicas, el mantenimiento de los tejidos y órganos, y la prevención de enfermedades. La fibra en el arroz integral favorece la correcta función del intestino y puede ayudar a prevenir enfermedades del sistema digestivo, incluido el cáncer (ver desventajas). El arroz aporta algunas proteínas (la cantidad depende del tipo de arroz) el cual es especialmente benéfico cuando se combina con otras proteínas vegetales, para el crecimiento y reparación de los tejidos. Es un cereal valioso para aquellos que no toleran el gluten, como las personas con enfermedad celíaca. En la medicina naturista, el arroz se usa para calmar los problemas digestivos, mareos y diarrea. Es un alimento ideal para cualquiera que se recupere de un ataque de náuseas debido a que es calmante y no irrita. El agua de arroz se usa para tratar los padecimientos inflamatorios y con fiebre como los padecimientos digestivos, cistitis y problemas del tracto urinario. La harina de arroz o el almidón de arroz pueden aplicarse como cataplasmas para las heridas, quemaduras y piel irritada.

Métodos de preparación y presentación: por lo regular se hierve, o se sancocha y se fríe. El arroz se usa como base o parte de una gran variedad de platillos salados (y algunos dulces) especialmente en la cocina asiática y oriental. El pudín de arroz se hornea con leche para hacer un postre.

Desventajas: el salvado de arroz que contiene el arroz integral, incorpora ácido fítico y otros factores nutricionales que dificultan la absorción del calcio y del hierro del intestino. Por lo tanto la ingesta excesiva de arroz integral puede no ser saludable. El arroz blanco refinado es bajo en vitaminas y las personas que subsisten de él tienen por lo regular deficiencia de vitamina B_1.

Arroz molido

Descripción: harina de arroz que se consume principalmente en Gran Bretaña como pudín dulce de leche. El contenido de nutrientes y propiedades son los mismos que los del pudín blanco de arroz. Ver ARROZ.

Arroz salvaje

Descripción: no es un verdadero arroz sino que son semillas largas, delgadas de color blanquecino de un pasto silvestre que crece en los pantanos de Norteamérica.

Propiedades: buena fuente de almidón, vitaminas (rico en vitaminas del grupo B pero carece de B_{12}) y minerales.

Beneficios para la salud: proporciona energía de lenta liberación, lo que evita las elevaciones de glucosa en la sangre y por lo tanto es útil en el control y tratamiento de la diabetes. Las vitaminas B participan en muchas funciones metabólicas y en el mantenimiento de la salud de los tejidos y órganos.

Métodos de preparación y presentación: a menudo se cocina y se sirve con arroz blanco, como el basmati, y se usa en platillos calientes y fríos.

Desventajas: no se ha reportado ninguna hasta el momento.

Arruruz

Descripción: la planta de arruruz es nativa de las Antillas, las islas del Caribe y América Central. También crece en la India, Java,

Filipinas, las Islas Mauricio, y África Occidental. La raíz (rizoma) es la parte utilizada, ya sea seca (para propósitos culinarios y medicinales) o frescos (como planta alimenticia y con fines curativos en medicina tribal).

Propiedades: la raíz pulverizada es una buena fuente de almidones.

Beneficios para la salud: puede usarse de manera segura para calmar a un niño o para mejorar la salud de un convaleciente, por ejemplo, como gelatina o jarabe azucarado o con frutas. En medicina tribal, el arruruz se usa como cataplasmas en heridas provocadas por flechas envenenadas o escorpiones, arañas y mordidas de serpiente, para sacar las toxinas. También se usa para prevenir la gangrena.

Métodos de preparación y presentación: empleada para espesar salsas.

Desventajas: no se ha reportado ninguna hasta el momento.

Atún

Descripción: pescado oleoso de tamaño grande del que hay varias especies, importado a Gran Bretaña. Antes sólo se encontraba disponible en lata, pero ahora cada vez con más frecuencia se encuentra fresco, en filetes de color marrón rosado de carne densa.

Propiedades: excelente fuente de proteína, vitaminas (A, B_{12} y D), minerales (hierro) y ácidos grasos omega 3.

Beneficios para la salud: proporciona proteína de primera clase para el crecimiento y reparación de los tejidos. Las vitaminas y minerales contenidos en el atún se requieren para múltiples funciones metabólicas y para el mantenimiento de los tejidos y órganos. El aceite de pescado protege al corazón y la circulación y puede reducir el riesgo de desarrollar enfermedades como la arterioesclerosis, ataques cardiacos y apoplejías. Comer pescado oleoso puede mejorar los síntomas de la artritis y la psoriasis en algunas personas. Los ácidos grasos omega 3 son esenciales para el desarrollo del cerebro y el sistema nervioso del feto, las mujeres embarazadas deben incluir pescado en su dieta.

Métodos de preparación y presentación: horneado, cocido al vapor, escalfado, asado o incorporado a platillos de pescados. **Desventajas:** raramente puede ocasionar alergias. El atún en lata contiene muy poco del aceite original de pescado el cual se elimina durante el proceso.

Avellanas

Descripción: pequeñas nueces de color marrón con cáscaras de color café y una cáscara delgada como una hoja, son los frutos del árbol de avellano que crece en los setos y bosques en todas las Islas Británicas.

Propiedades: buena fuente de proteínas. Son una excelente fuente de vitaminas E y del grupo B (en especial B_1 y B_3) y minerales (hierro, fósforo, potasio y cobre). Las avellanas son altas en grasas (casi todas insaturadas) y calorías.

Beneficios para la salud: proporcionan proteínas útiles para vegetarianos (cuando se combinan con otras proteínas vegetales) para la reparación y crecimiento de los tejidos. Proporcionan vitamina E, la cual tiene propiedades antioxidantes, lo que ayuda a proteger contra las enfermedades. Otras vitaminas y minerales están involucradas en procesos metabólicos esenciales y la salud de los tejidos y órganos.

Métodos de preparación y presentación: se comen naturales o molidas. Son ampliamente usadas asadas en los platillos vegetarianos, y también en pasteles y postres. En la fabricación de alimentos se usan para pasteles, galletas, dulces, postres y cereales de caja.

Desventajas: pueden provocar respuestas alérgicas serias. Pueden convertirse en un peligro de ahogamiento y no deben darse a los niños pequeños.

Avena

Descripción: cereal abundante en Gran Bretaña, de consumo humano y animal. Se usa principalmente en la fabricación de alimentos.

Propiedades: excelente fuente de almidón, proteína, fibra soluble vitaminas (en especial del grupo B y E) y minerales. Contiene gluten (una proteína compleja).

Beneficios para la salud: el almidón proporciona energía de lenta liberación, lo que evita las elevaciones de azúcar en la sangre, por lo tanto se usa en la prevención y control de la diabetes. La avena proporciona proteína, especialmente útil cuando se combina con otras proteínas vegetales, para la reparación y crecimiento de los tejidos. La fibra soluble en la avena baja el colesterol en la sangre cuando se come de manera regular y puede ayudar a proteger contra enfermedades circulatorias y del corazón. Las vitaminas y minerales participan en los procesos metabólicos y en el mantenimiento de la salud de los tejidos y órganos.

Métodos de preparación y presentación: la avena es más común en forma de cereal y como ingrediente de los cereales combinados como el muesli. La avena y las hojuelas de avena son principalmente empleadas en la repostería y en los postres pero también en algunas recetas saladas. Se utilizan mucho en la fabricación de comida comercial —en panes, bizcochos, pasteles, alimentos horneados, cereales de caja, etc.

Desventajas: contiene gluten al que muchas personas son intolerantes.

Aves de corral

Descripción: principalmente gallinas, pavos, patos y gansos. Todas son buenas fuentes de proteínas, vitaminas (en especial del grupo B), y minerales (hierro, potasio, fósforo y zinc). Ver descripciones individuales.

Ayocote

Descripción: populares vegetales de huerto que consisten en largas vainas que encierran pequeños frijoles de color rosa. Crecen en todas las Islas Británicas, y están disponibles en verano y principios de otoño.

Propiedades: buena fuente de fibra, vitaminas (B$_9$ y C), minerales (hierro) y fitoquímicos.

Beneficios para la salud: la fibra soluble ayuda a bajar los niveles de colesterol y puede proteger al corazón y la circulación. La fibra insoluble favorece el buen funcionamiento del intestino y puede ayudar a prevenir enfermedades del sistema digestivo, entre las que se incluye el cáncer. Las vitaminas y minerales participan en las funciones metabólicas esenciales, se aseguran de la salud de los tejidos y órganos, y posiblemente ayudan a prevenir las enfermedades. Los químicos naturales de las plantas tienen actividad antioxidante y se cree que tienen un efecto protector.

Métodos de preparación y presentación: el (hilo) "fibra" que se encuentra alrededor de los bordes largos de las vainas se remueve, así como los extremos. Las vainas se comen en rebanadas y ligeramente cocidas. Las vainas jóvenes también pueden rebanarse y agregarse a ensaladas.

Desventajas: no se ha reportado ninguna hasta el momento.

Azafrán

Descripción: especie exótica originaria de Persia (hoy Irán) y del Este, que hoy es ampliamente cultivada en toda Europa. Partes de las flores secas (pistilos) se usan como especia para darle color amarillo a los alimentos y además un delicado sabor. También se usa con fines curativos en la medicina naturista. Antiguamente se tenía la creencia de que era afrodisiaco.

Propiedades: contiene un aceite volátil y varios activos químicos de los que se dice que tienen propiedades curativas.

Beneficios para la salud: en la medicina natural, el azafrán se administra como tintura (medicina) o polvo para aliviar problemas menstruales o menopáusicos. También se usa para tratar la neuralgia, fiebre en niños, diarrea y depresión.

Métodos de preparación y presentación: se usa como especia, por ejemplo en los platillos con arroz.

Desventajas: no se ha reportado ninguna hasta el momento pero el azafrán es costoso.

Bacalao

Descripción: pescado grande, blanco, el más popular en su tipo en toda Gran Bretaña y es la base del platillo típico británico: pescado y papas. Sin embargo, la sobrexplotación y posiblemente los cambios climáticos amenazan la sobrevivencia de esta especie.

Propiedades: una excelente fuente de proteínas y vitaminas B_{12} con pequeñas cantidades de vitaminas A y D. Contiene algunos minerales (entre los que se incluyen el hierro y yodo) y es muy bajo en grasa.

Beneficios para la salud: proporciona proteínas de primera clase, necesarias para el crecimiento y reparación de los tejidos. La vitamina B_{12} participa en las funciones metabólicas vitales, entre las que se incluye el funcionamiento del sistema nervioso.

Métodos de preparación y presentación: puede cocinarse al vapor, asado, escalfado, frito o al horno, y por lo regular se incorpora a una gran variedad de platillos. El bacalao se usa para producir muchos alimentos procesados frescos y congelados.

Desventajas: las espinas del pescado pueden constituir un riesgo de ahogamiento. El bacalao raramente desencadena alergias.

Bagre

Descripción: pescado de color gris azuloso, de forma redonda con carne blanca y firme.

Propiedades: una excelente fuente de proteínas, vitamina B_{12} y algunas otras vitaminas y minerales (en particular yodo y hierro). Este pescado es muy bajo en grasas.

Beneficios para la salud: proporciona proteína de primera clase que es necesaria para el crecimiento y reparación de los tejidos. La vitamina B_{12} tiene funciones metabólicas vitales incluyendo el funcionamiento del sistema nervioso.

Métodos de preparación y presentación: puede ser cocido al vapor, asado, escalfado, frito, horneado o mezclado con otros ingredientes.

Desventajas: las espinas del bagre pueden ser un peligro y ocasionar ahogamiento. Raramente el bagre puede desencadenar una reacción alérgica.

Bálsamo

Descripción: planta común de huerto de las Islas Británicas que fue adoptado en el sur de Inglaterra en un periodo muy antiguo. También se le conoce como bálsamo de melisa, bálsamo dulce, planta melífera y cura todo.

Propiedades: contiene ingredientes activos que calman y refrescan —tienen una larga historia de uso en la medicina naturista.

Beneficios para la salud: puede aliviar los síntomas de la fiebre asociados a los resfriados y la gripe.

Métodos de preparación y presentación: se usa como té herbal, ya sea solo o en combinación con otras hierbas.

Desventajas: no se ha reportado ninguna hasta la fecha.

Baya y flor del sauco

Descripción: racimos de pequeñas flores blancas, fragantes en primavera y pequeñas moras de color morado oscuro en otoño, son productos del árbol del sauco. Este conocido árbol de tamaño pequeño de los setos y los bosques crece por toda Gran Bretaña y Europa. Las moras y las flores se usan en la cocina casera y en el naturismo.

Propiedades: las flores tienen propiedades suavemente laxantes, estimulantes y astringentes. Las moras son una excelente fuente de azúcar natural, fibra, vitamina C y beta caroteno.

Beneficios para la salud: las flores pueden emplearse para hacer bebidas, o secas para infusión. En la medicina naturista se usan para aliviar la tos, resfriados, padecimientos respiratorios, y como purificador de la sangre. También pueden aplicarse como pomada o cataplasmas para la piel inflamada o heridas. Las moras proporcionan energía y fibra, lo que favorece el buen funcionamiento del intestino y la prevención de enfermedades, entre las que se incluye el cáncer. La vitamina C y el beta caroteno son antioxidantes potentes que ayudan a proteger contra infecciones y enfermedades. En la medicina naturista, las moras se usan como jarabe anticatarro para aliviar las gargantas irritadas y la tos.

Métodos de preparación y presentación: ambas, moras y flores se usan para hacer un licor de frutas y vino. Las moras pueden usarse para hacer pays, gelatinas y mermeladas.

Desventajas: no se ha reportado ninguna hasta el momento.

Bayas de enebro

Descripción: moras pequeñas, redondas de color azul oscuro del árbol del enebro, que es nativo de las Islas Británicas y muchos otros países. Las moras se utilizan como especia y con fines curativos en el naturismo.

Propiedades: contiene varios compuestos en el aceite que se obtiene de ellas, el cual tiene propiedades antisépticas y diuréticas, también actúa en el sistema digestivo.

Beneficios para la salud: en la medicina naturista, se usan para tratar la cistitis y otras infecciones leves del tracto urinario, pero no debe ser tomado si los riñones están afectados. Las moras también se utilizan para la retención de los fluidos, a veces en conjunto con otras hierbas diuréticas y para tratar los gases y la indigestión.

Métodos de preparación y presentación: usadas como especias, especialmente en algunos alimentos en conserva.

Desventajas: pueden provocar que los músculos lisos se contraigan, por lo que las mujeres embarazadas deben evitarlas, pueden provocar un aborto espontáneo.

Berberechos

Descripción: mariscos pequeños con concha circular, blanca y llena de surcos. Son alimentos tradicionales de la costa.

Propiedades: buena fuente de proteína, vitaminas B (en especial B_{12}) y rica en minerales (en particular selenio, hierro y yodo). Son una útil fuente de ácidos grasos esenciales.

Beneficios para la salud: contiene vitaminas y minerales vitales para la buena salud y la prevención de enfermedades, incluido el selenio (antioxidante). Los berberechos contienen ácidos grasos que ayudan a bajar los niveles de colesterol en la sangre y protegen contra las enfermedades circulatorias y cardiacas.

Métodos de preparación y presentación: usualmente se compran ya preparados. Los berberechos vivos deben cerrarse muy bien y descartar cualquiera que esté abierto. Los berberechos se cocinan en agua con sal y se quitan del fuego cuando las conchas estén abiertas, se sirven frías con vinagre o jugo de limón.

Desventajas: susceptibles a la contaminación y son una fuente potencial de intoxicación si no se comen frescos. Son un desencadenante común de alergias y personas susceptibles.

Berenjenas

Descripción: vegetales brillantes de color morado oscuro, cuya base está rodeada por hojas verdes. De forma ovalada. Se consumen mucho en los países del Medio Oriente, Asia y los países europeos del sur. Son nativas de la India.

Propiedades: una útil fuente de vitaminas, minerales y fibra.

Beneficios para la salud: contiene vitaminas, minerales y fibra, las cuales son esenciales para la salud. En la medicina tradicional africana, los vegetales se usan como tratamiento para la epilepsia. En Asia, se usan para aliviar los síntomas de sarampión y cáncer de estómago.

Métodos de preparación y presentación: son extremadamente versátiles, de sabor y textura diferentes; se usan como base de muchos platillos. Las berenjenas a menudo se rebanan y fríen (lo que incrementa enormemente el contenido calórico ya que la pulpa absorbe fácilmente aceite y grasa) o pueden ser horneadas o rellenas.

Desventajas: el contenido de grasa es alto si las berenjenas se preparan fritas.

Berro

Descripción: los tallos verdes y las hojas del berro tienen un leve sabor picante que son excelentes en ensaladas. El berro se ha reconocido como parte del grupo de los vegetales (crucíferos) que se cree que reducen el riesgo de desarrollar algunos tipos de cáncer, si se comen con regularidad. Los berros crecen en o cerca del agua y se cultivan en Gran Bretaña. Han sido valorados por siglos por los practicantes del naturismo por sus propiedades curativas.

Propiedades: excelente fuente de vitaminas (A, C y E) y minerales (hierro, calcio, magnesio) y beta caroteno (carotenos). Tiene propiedades antibióticas naturales.

Beneficios para la salud: contiene vitaminas y minerales que participan en los procesos metabólicos y son esenciales para la salud de los tejidos y órganos. Investigaciones indican que el consumo regular de berro reduce el riesgo de desarrollar ciertos tipos de cáncer entre los que se encuentran aquellos del sistema digestivo bajo y de vejiga. En la medicina naturista, el berro se usa para tratar la tuberculosis, bronquitis, tos y como estimulante del sistema digestivo. También se usa para estimular la eliminación de desperdicios tóxicos de los tejidos y la sangre y para tratar las infecciones del tracto urinario. Las hojas se usan como cataplasmas para tratar la artritis y la gota, y se dice que el jugo de berro aclara las manchas y contribuye a mejorar los problemas menores de la piel. Se dice que masticar las hojas fortalece las encías.

Métodos de preparación y presentación: se sirve como ensalada de vegetales.

Desventajas: el berro silvestre no debe recogerse debido a que los pequeños caracoles que viven en la planta esconden parásitos que se alojan en el hígado y que se pueden transmitir a otras personas. También constituye un riesgo de contaminación bacterial (listeriosis). El berro debe comprarse en un establecimiento de confianza y lavarse con agua corriente antes de consumirse.

Betabel

Descripción: raíz vegetal de color morado-rojizo. La planta es de origen silvestre de Europa del sur, pero se han cultivado variedades que han sido ampliamente distribuidas y pueden crecer en Gran Bretaña. Se usa como alimento y con fines curativos en medicina naturista.

Propiedades: excelente fuente de fructosa, vitaminas (en especial B_9 y C), minerales (en particular potasio), carotenos, otras sustancias activas como betacianina (pigmento rojo), almidón y fibra.

Beneficios para la salud: contienen vitaminas y minerales valiosos con propiedades esenciales para la salud. En la medicina tradicional se dice que el betabel tiene propiedades anticancerígenas y también puede actuar como estimulante digestivo. Aunque no se consume en Gran Bretaña, las hojas son comestibles como el vegetal. Son una rica fuente de beta caroteno, calcio y hierro, de los que se conocen beneficios para la salud. En la medicina naturista, las hojas también se usan para tratar varios padecimientos menores como el dolor de muelas y el dolor de cabeza.

Métodos de preparación y presentación: por lo regular se hierve y se deja enfriar, y se come en ensaladas o encurtidos en vinagre, este método de preparación disminuye el contenido de minerales y vitaminas. Hervirlos solamente hasta que se pongan tiernos realza el contenido mineral y disminuye muy poco los niveles de vitaminas. El pigmento es extraído y usado comercialmente como agente colorante. También se le extrae el azúcar.

Desventajas: algunas personas son genéticamente incapaces de metabolizar la betacianina, la cual pasa a través del sistema digestivo sin procesarse. Si se ha comido mucho betabel, la orina y los desechos fecales pueden teñirse de rosa, lo que puede causar alarma si se confunden con sangre. Este pigmento es totalmente inofensivo.

Bígaro o burgaillo

Descripción: marisco pequeño de concha negra. Son pescados en las costas británicas y por lo regular se venden ya cocidos en su concha.

Propiedades: excelente fuente de proteínas, vitaminas (en especial del grupo B) y minerales (entre los que se encuentran: el zinc, selenio, yodo, hierro, magnesio y calcio). Contienen pequeñas cantidades de ácidos grasos omega 3.

Beneficios para la salud: proporciona proteína de primera clase para el crecimiento y reparación de los tejidos, y vitaminas y minerales que participan en varias funciones metabólicas y en el mantenimiento de la salud.

Métodos de preparación y presentación: es muy común sacarlos de sus conchas y servirlos con vinagre, se comen con tostadas.

Desventajas: como todos los mariscos son una causa común de alergias e intoxicaciones. Deben comprarse en un establecimiento confiable y comerse muy frescos.

Brema (pez de agua dulce)

Descripción: pescado de gran tamaño de carne rosácea y delicado sabor.

Propiedades: excelente fuente de proteína, vitamina B (en especial B_{12}) y minerales (en particular hierro y yodo). Es bajo en grasas.

Beneficios para la salud: muy buena fuente de proteína de primera clase, sin grasa. Contiene vitaminas y minerales esenciales para la buena salud y para la prevención de enfermedades.

Métodos de preparación y presentación: por lo regular horneado, escalfado, asado, o frito.

Desventajas: las espinas del pescado pueden provocar ahogamiento; raramente causa alergias.

Brócoli

Descripción: vegetal común de huerto que produce racimos densos verdes o púrpuras en ramos únicos, que se unen para formar un solo tallo grueso.

Propiedades: excelente fuente de vitaminas (en especial C y B_9) y minerales (en particular potasio y hierro), beta caroteno (precursor de la vitamina A) y otras sustancias nitrogenadas (indoles).

Beneficios para la salud: contiene vitaminas, minerales, carotenos e indoles esenciales para la buena salud y para la protección contra las enfermedades. Las sustancias de las plantas (fitoquímicos) que se hallan en el brócoli, incluyendo el beta caroteno e indoles, son antioxidantes poderosos, y ahora se cree que protegen contra muchas enfermedades y padecimientos, incluyendo algunos tipos de cáncer.

Métodos de preparación y presentación: hervidos o al vapor. Por lo regular se sirven como guarnición.

Desventajas: no se ha reportado ninguna hasta el momento.

Cacahuates (maní)

Descripción: uno de los tipos más conocidos de frutos secos. Los cacahuates son de hecho leguminosas como los chícharos o frijoles, distintos de los verdaderos frutos secos los cuales crecen en árboles. Las cáscaras secas, arrugadas y de color beige coinciden con las vainas de los chícharos y frijoles y encierran varios frutos secos que se encuentran envueltos en pieles delgadas como papel de color café. Se usan de manera comercial para hacer mantequilla de cacahuate y se incluyen en una amplia variedad de alimentos procesados.

Propiedades: excelente fuente de proteínas, vitaminas (en especial del grupo B y E), minerales (incluido el potasio, hierro, cobre y fósforo). Los cacahuates son altos en grasas insaturadas y ácidos grasos esenciales.

Beneficios para la salud: proporciona nutrientes valiosos, en especial para vegetarianos, proporciona algunas de las vitaminas, minerales y ácidos grasos que proporcionan las fuentes animales. Los cacahuates proporcionan proteínas (éstas se vuelven completas cuando se combinan con proteínas de otras fuentes vegetales) para el crecimiento y reparación de los tejidos, y vitaminas y minerales que son esenciales para la salud. La vitamina E tiene una poderosa actividad antioxidante y puede ayudar a proteger contra enfermedades incluido el cáncer.

Métodos de preparación y presentación: por lo regular se comen al natural, asadas o saladas.

Desventajas: pueden provocar alergias severas o fatales. También son un peligro para el ahogamiento y no deben darse a los niños pequeños. Los cacahuates son altos en calorías y sujetos de contaminación por mohos que pueden provocar intoxicaciones peligrosas (aflatoxinas) por lo que deben comprarse de un establecimiento o fuente confiable. Los cacahuates que se dan de alimento a los animales como las aves no deben ser de consumo humano.

Cacao

Descripción: polvo derivado de los granos procesados del árbol de cacao que es nativo de la parte tropical de Sudamérica y se cultiva también en Sri Lanka y Java. Procesado produce un licor que se usa para fabricar el chocolate. Si se retira la mayoría de la mantequilla de cacao que el licor deja queda un material sólido que luego se seca y se muele para producir el polvo de cacao.

Propiedades: buena fuente de minerales (hierro, potasio y magnesio). Contiene suaves estimulantes parecidos a los de la cafeína y algunas proteínas y grasa.

Beneficios para la salud: buena fuente de minerales útiles esenciales para la buena salud. Produce una bebida agradable y calmante que aumenta la sensación de relajación. No es muy alta en calorías si se hace con leche descremada o semidescremada y sin azúcar añadida.

Métodos de preparación y presentación: se sirve como una bebida caliente hecha con agua o leche. El polvo de cacao también se usa en repostería, se vende en pasteles y dulces.

Desventajas: un desencadenante común de migraña y alergias.

Calabacín grande

Descripción: vegetal grande, alargado, parece un calabacín grande, pertenece a la familia de las calabazas, y se cultiva en las Islas

Británicas. Su piel es verde con motas amarillas y pulpa fibrosa y blanca que contiene semillas comestibles. Se usa en medicina naturista.

Propiedades: generalmente es bajo en nutrientes, está constituido de agua en un 95 por ciento y tiene pequeñas cantidades de vitaminas, minerales y fibra. Es bajo en calorías.

Beneficios para la salud: vegetal útil para quienes se encuentran en una dieta de control de calorías, contribuye a la ingesta diaria de vitaminas, minerales y fibra. El calabacín grande se usa en la medicina naturista como diurético como tratamiento para los parásitos intestinales. Es baja en calorías.

Métodos de preparación y presentación: puede ser hervida u horneada (con relleno).

Desventajas: no se ha reportado ninguna hasta el momento.

Calabacitas

Descripción: vegetal que pertenece a la familia de los calabacines, que se ha vuelto cada vez más popular en Gran Bretaña. Tienen una piel verde con motas blancas y una pulpa firme de color crema. Las flores de color naranja se usan también para ensaladas.

Propiedades: buena fuente de fibra, vitaminas (en especial C y B_9) y beta caroteno (carotenos).

Beneficios para la salud: la fibra favorece el movimiento regular del intestino y ayuda a prevenir enfermedades, entre las que se incluye el cáncer. Las vitaminas C y B_9 participan en las funciones metabólicas y en la prevención de enfermedades. El beta caroteno es un precursor de la vitamina A y tiene una poderosa actividad antioxidante. Las calabacitas son bajas en calorías.

Métodos de preparación y presentación: por lo regular se cocinan al vapor, hervidas, horneadas o fritas. Se incorporan a muchos platillos salados o se comen crudas en las ensaladas.

Desventajas: no se ha reportado ninguna hasta el momento.

Calabaza tipo Butternut

Descripción: vegetal de color naranja de la familia de la calabaza de castilla, su corteza rodea una pulpa suculenta que contiene semillas grandes y aplanadas. Crece en climas cálidos.

Propiedades: buena fuente de almidón y fibra, excelente fuente de vitaminas (en especial A y E), minerales (incluyendo el fósforo, zinc, potasio, hierro y magnesio), es rica en beta caroteno.

Beneficios para la salud: proporciona almidón para una lenta liberación de energía y fibra que favorece la correcta función del intestino y puede ayudar a prevenir el cáncer. La vitamina E y el beta caroteno son antioxidantes poderosos que ayudan a proteger contra las enfermedades. El beta caroteno es un precursor de la vitamina A, la cual tiene muchas funciones en el cuerpo, es vital para la buena salud.

Métodos de preparación y presentación: puede ser horneada, cocinada al vapor, hervida, y se usa como vegetal de guarnición o se agrega a sopas, cocidos, etc.

Desventajas: no se ha reportado ninguna hasta el momento.

Calabazas

Descripción: variedades de vegetales que incluyen las calabazas de Castilla, la tipo butternut y acorn, por lo regular son de pulpa de color anaranjado brillante y de sabor ligeramente dulce. Todas son excelente fuente de antioxidantes y beta caroteno y otras vitaminas (A y E) y minerales (potasio, hierro, zinc y magnesio). Ver descripciones individuales.

Calabazas

Descripción: vegetales grandes, de forma redonda, de color anaranjado-amarillo populares en los Estados Unidos y muchos otros países pero se comen con menos frecuencia en Gran Bretaña. Las calabazas tienen pulpa de color anaranjado brillante y son un miembro de la familia de los calabacines. También se utilizan en el naturismo.

Propiedades: contienen algunos carbohidratos y fibra. Las calabazas son excelente fuente de vitaminas (en especial A y E) y minerales (en particular las semillas, que contienen hierro, potasio, zinc, fósforo y magnesio). También son ricas fuentes de beta caroteno (carotenos).

Beneficios para la salud: proporciona energía inmediata. La fibra soluble ayuda a bajar los niveles de colesterol en la sangre y protege al corazón y la circulación. La fibra insoluble favorece el buen funcionamiento del intestino y protege contra enfermedades del sistema digestivo, incluido el cáncer. Las calabazas proporcionan vitaminas valiosas y minerales que participan en los procesos metabólicos, y el mantenimiento de la salud y la prevención de enfermedades. El beta caroteno es precursor de la vitamina A y tiene actividad antioxidante vital, combate el daño de los radicales libres y posiblemente protege de las enfermedades, incluyendo algunos tipos de cáncer. En la medicina naturista, las semillas de calabaza se usaban en combinación con un purgante para expulsar los parásitos como las solitarias. Una infusión también se puede usar para tratar los desórdenes urinarios y los problemas relacionados con el agrandamiento de la glándula prostática.

Métodos de preparación y presentación: hervida u horneada, se come con otros vegetales o se cocina en pays. Las calabazas se digieren con facilidad y pueden darse como primer alimento a los bebés.

Desventajas: no se ha reportado ninguna hasta el momento.

Calabrese ver **brócoli**

Calaminta

Descripción: arbusto que se halla en los setos y lomas en Gran Bretaña y Europa, las partes verdes que son usadas en la medicina naturista.

Propiedades: contiene sustancias aromáticas, volátiles que se cree fomentan la salud.

Beneficios para la salud: se usa en medicina naturista para tratar los cólicos, padecimientos digestivos y gases, así como trastornos del bazo, hígado y vesícula biliar.

Métodos de preparación y presentación: se usa para hacer tés o jarabes para uso medicinal.

Desventajas: no se ha reportado ninguna hasta el momento.

Camarones

Descripción: los tipos más pequeños de marisco, parecen langostinos en miniatura. Se venden por lo regular ya cocidos en sus caparazones cuando están rosas, y también están disponibles enlatados y en conserva.

Propiedades: excelente fuente de proteína, vitaminas (en especial del grupo B y E), minerales (en particular selenio, yodo, zinc, magnesio, y calcio) y algunos ácidos grasos esenciales.

Beneficios para la salud: proporciona proteínas valiosas para el crecimiento y reparación de los tejidos. También aportan vitaminas y minerales valiosos que participan en las funciones metabólicas esenciales y en el mantenimiento de la salud de los tejidos y órganos. La vitamina E y el selenio son antioxidantes poderosos que pueden ayudar a prevenir ciertas enfermedades incluyendo algunos tipos de cáncer. Comer camarones puede ayudar a bajar los niveles de colesterol en la sangre y los ácidos grasos esenciales pueden ayudar a proteger contra enfermedades del corazón y circulatorias.

Métodos de preparación y presentación: los camarones crudos son de color gris-marrón. Deben enjuagarse con suficiente agua y cocerse en agua hirviendo por cinco minutos. Cuando se enfrían los caparazones pueden retirarse con facilidad. Por lo regular se sirven fríos como "entrada" en ensaladas o en cocteles de mariscos o en platillos calientes con arroz, currys, sopas, salsas, etc.

Desventajas: como todos los mariscos, los camarones pueden provocar alergia. Son susceptibles a la contaminación bacterial y deben comerse tan frescos como sea posible para evitar el riesgo de intoxicación. Solamente deben adquirirse de un lugar confiable.

Camote

Descripción: vegetales exóticos de dos tipos distintos: los alargados y redondos, por lo regular con piel rosácea o morada. Un tipo tiene la pulpa color crema y la otra más anaranjada. La pulpa tiene un marcado sabor dulce.

Propiedades: excelente fuente de almidón, vitaminas (en especial C), minerales (incluyendo el potasio) y la de pulpa anaranjada son ricas en beta caroteno.

Beneficios para la salud: proporcionan energía de lenta liberación, lo que evita las elevaciones de glucosa en la sangre, y por lo tanto son útiles para el control y posible prevención de la diabetes. Los camotes proporcionan vitaminas y minerales que participan en funciones metabólicas esenciales y el mantenimiento de la salud. La vitamina C y el beta caroteno tienen poderosas propiedades antioxidantes y pueden ayudar a prevenir enfermedades, entre las que se incluye el cáncer. La vitamina C tiene propiedades antiinfecciosas, favorece la cicatrización de las heridas y estimula el sistema inmune. También ayuda a prevenir las infecciones virales comunes como los resfriados.

Métodos de preparación y presentación: por lo regular se pelan, se cuecen hirviéndolos y se sirven de la misma manera que las papas.

Desventajas: no se ha reportado ninguna hasta el momento.

Canela

Descripción: especia de color rojiza-marrón derivada de la corteza de un árbol nativo de Sri Lanka, pero que también se cultiva en otros países del este. Tiene un sabor característico y aromático, se usa con propósitos culinarios, y medicinales en el naturismo.

Propiedades: contiene varias sustancias activas incluyendo un aceite volátil.

Beneficios para la salud: en la medicina naturista, la canela se usa para tratar el vómito, diarrea, náuseas, indigestión y gases. También es un descongestionante natural.

Métodos de preparación y presentación: las ramitas de canela se usan para añadir sabor a ponches y vino. La canela en polvo se usa en pasteles y pudines, y en algunos platillos salados.

Desventajas: no se ha reportado ninguna hasta el momento.

Cangrejo

Descripción: crustáceo popular de aguas poco profundas. El cangrejo es un marisco tradicional en la comida marina británica.

Propiedades: valiosa fuente de proteínas, vitaminas (en especial B_2, B_5 y B_6) y minerales (entre los que se encuentran: el zinc, potasio, magnesio y selenio). Es bajo en grasas.

Beneficios para la salud: contiene proteínas de primera clase para la reparación y crecimiento de los tejidos. El cangrejo proporciona vitaminas y minerales que están vitalmente involucrados en muchos procesos metabólicos y en la prevención de enfermedades a través de la actividad antioxidante. Pueden ayudar a bajar los niveles de colesterol de la sangre.

Métodos de preparación y presentación: usualmente se compra el cangrejo preparado, es decir, ya cocinado con la carne blanca y oscura en el caparazón. Los cangrejos vivos se cocinan al hervirlos. El caparazón se abre y se remueven los intestinos y los órganos internos. La carne se extrae del cuerpo y de las tenazas, se coloca de nuevo en el caparazón y se sirve con ensalada, pan, etc. El cangrejo en lata (en salmuera) también se encuentra disponible. El cangrejo fresco se debe comer en las siguientes 24 horas después de su compra.

Desventajas: puede provocar reacciones alérgicas, y es una fuente potencial de intoxicación.

Cannelloni ver **Trigo**

Capsicum ver **Pimientos**

Caqui

Descripción: naranja tropical, redonda, brillante que crece en Japón y en otros climas cálidos. Se parecen levemente a los tomates grandes pero son anaranjados en lugar de rojos y por lo regular tienen un tallo y hojas delgadas. La piel es correosa y la pulpa es de color amarillo-anaranjado, de sabor dulce y muy jugosa.

Propiedades: contiene azúcares naturales, fibras solubles, vitaminas (en especial C) y minerales (potasio). Excelente fuente de beta caroteno (carotenos).

Beneficios para la salud: proporciona energía inmediata. La fibra soluble ayuda a bajar los niveles de colesterol en la sangre y puede proteger contra las enfermedades cardiacas y circulatorias. La fibra insoluble favorece el buen funcionamiento del intestino y protege contra enfermedades del tracto digestivo, incluido el cáncer. Se cree que la vitamina C previene infecciones virales como el resfriado común. El beta caroteno tiene una poderosa actividad antioxidante y se cree que protege contra ciertas enfermedades, entre las que se incluyen algunos tipos de cáncer.

Métodos de preparación y presentación: por lo regular se come fresco o como parte de una ensalada de frutas.

Desventajas: no se ha reportado ninguna hasta el momento.

Caracol marino (bocina)

Descripción: marisco con conchas puntiagudas de color marrón-beige que se pescan de las costas británicas. Por lo regular se venden ya cocidos y sin concha.

Propiedades: buena fuente de proteína, vitaminas (en especial B_{12} y E) y minerales (en particular cobre y zinc).

Beneficios para la salud: proporciona proteína de primera clase para el crecimiento y reparación de los tejidos, y vitaminas y minerales que participan en las funciones metabólicas y en el mantenimiento de la salud.

Métodos de preparación y presentación: por lo regular se come con vinagre y en tostadas.

Desventajas: como todos los mariscos pueden provocar alergias y son una fuente potencial de intoxicación porque son vulnerables a la contaminación bacterial. Los caracoles siempre deben comerse frescos o inmediatamente después de comprarlos.

Carambola

Descripción: fruta tropical exótica, de color amarillo verdosa de pulpa dulce, fragante y suculenta. Disponible en ocasiones en los supermercados.

Propiedades: buena fuente de azúcar natural, fibra, vitaminas (en especial C) y minerales.

Beneficios para la salud: proporciona energía inmediata. La fibra soluble ayuda a bajar los niveles de colesterol en la sangre y puede disminuir el riesgo de enfermedades circulatorias y cardiacas. La fibra insoluble favorece el buen funcionamiento del intestino y puede proteger contra enfermedades del sistema digestivo, incluido el cáncer. La vitamina C es vital para la salud del tejido conectivo, los vasos sanguíneos, etc., y tiene actividad antioxidante y antiinfecciosa y posiblemente protege contra enfermedades e infecciones como el resfriado.

Métodos de preparación y presentación: se come fresca y como guarnición en postres.

Desventajas: no se ha reportado ninguna hasta el momento.

Carne de res

Descripción: una vez fue considerada la base alimenticia de la dieta británica. El consumo de carne ha declinado constantemente en los años recientes debido a muchos sustos relacionados con la salud, en especial la llegada de EEB (encefalopatía espongiforme bovina) llamada "mal de las vacas locas" transmitida a los humanos como CJE (enfermedad de Creutzfeldt-Jakob). El brote de enfermedad de la fiebre aftosa en 2001 ha afectado mucho el consumo de carne.

Propiedades: excelente fuente de muchos nutrientes vitales, en especial proteínas, vitaminas (en particular el grupo B) muchos minerales (entre los que se incluyen el hierro, selenio, yodo, zinc y manganeso) y otras sustancias como la carnosina y el glutatión.

Beneficios para la salud: contienen muchos nutrientes vitales para la salud, el crecimiento y la reparación de los tejidos corporales y para prevenir las enfermedades. Se considera por muchos nutriólogos benéfico si se come de vez en cuando, por ejemplo, una vez a la semana.

Métodos de preparación y presentación: puede ser rostizada, asada, frita o empleada como ingrediente en asados o cocidos. La carne picada se usa de diferentes formas, por ejemplo, en pastas, hamburguesas, embutidos.

Desventajas: puede ser alta en grasas saturadas, aunque menos que antes. Deben preferirse los cortes magros, sin grasa, y cocinarse con métodos bajos en grasas. Toda la carne británica ahora se considera segura, sin EEB. La enfermedad ha sido virtualmente erradicada del Reino Unido; los animales, los mataderos y donde se procesa la carne son sujetos a rigurosos controles. Encuestas recientes (octubre de 2001) sugieren que la carne europea importada posee un riesgo potencial de EEB para los consumidores británicos, debido a que los sesos y la médula espinal no siempre son removidos y los controles son menos estrictos. Otras preocupaciones se centran en los químicos, antibióticos y medicinas con las que se trata al ganado. También son sujetos de estrictos controles y el uso de hormonas para favorecer el crecimiento está prohibido en países europeos.

Castañas

Descripción: nueces de color marrón del árbol de las castañas, poseen una cáscara carnosa con espinas, que se rompe cuando madura. Los árboles de castañas crecen en las Islas Británicas y las nueces maduran en otoño. Las hojas se usan en medicina naturista.

Propiedades: excelente fuente de almidón, fibra, vitaminas (en especial B_6 y E) y minerales. Las castañas son bajas en grasas y calorías en comparación con otras nueces.

Beneficios para la salud: proporcionan una útil liberación de energía, lo que evita las elevaciones de azúcar en la sangre y ayuda a prevenir y controlar la diabetes. Contienen vitaminas y minerales que son esenciales para la buena salud y prevención de enfermedades, incluyendo aquellas con actividad antioxidante.

Métodos de preparación y presentación: pueden asarse para remover la cáscara y comerse calientes. Las nueces con cáscara también se usan en cocina, particularmente en rellenos para pollo. Se vende como puré de castañas y también añaden castañas a alimentos procesados.

Desventajas: pueden provocar alergias.

Cebada

Descripción: cereal que es alimento básico en muchos países del Medio Oriente pero es cultivado principalmente para alimentar a los animales y para la extracción de malta en los países occidentales. Se usa como cebada perlada (un tipo de cebada refinada sin cáscara y mucho endospermo rico en nutrientes) para propósitos culinarios y medicinales en Gran Bretaña.

Propiedades: la cebada perlada es una excelente fuente de almidón y también contiene una pequeña cantidad de proteína y fibra. Su contenido de vitaminas y minerales son bajos.

Beneficios para la salud: el almidón es una valiosa fuente de energía de liberación lenta, lo que evita las elevaciones repentinas de los niveles de azúcar. El agua de cebada es una bebida calmante que se usa con propósitos medicinales para tratar a los niños que sufren de diarrea y náuseas.

Métodos de preparación y presentación: la cebada perlada se usa como un "rellenador" nutritivo en sopas, y es utilizada comercialmente para hacer bebidas de cebada saborizadas con frutas.

Desventajas: el contenido de gluten es común en la mayoría de los cereales como en la cebada, el cual deben evitar las personas con enfermedad celíaca.

Cebolla primavera

Descripción: tipo de cebolla pequeña que se utiliza para ensalada, el bulbo y tallo también se comen crudos. Ver CEBOLLAS.

Cebollas

Descripción: vegetales de huerto, nativas del suroeste de Asia pero ahora cultivadas en Gran Bretaña y en todo el mundo. Las cebollas inglesas tienen pieles delgadas como un papel de color café y pulpa teñida de verde que contiene potentes compuestos volátiles de sulfuro. Son muy empleadas en la cocina y para curar en el naturismo.

Propiedades: contiene varios químicos activos y sustancias que se cree que son benéficas para el corazón y la circulación. En la medicina naturista, se dice que las cebollas tienen propiedades expectorantes, diuréticas y antisépticas.

Beneficios para la salud: como el ajo, las cebollas (en especial cuando se comen crudas) pueden ayudar a bajar los niveles de colesterol y adelgazar la sangre, reduciendo así la tendencia a desarrollar coágulos. Por lo tanto pueden proteger contra las enfermedades del corazón y circulatorias como la arterioesclerosis, las trombosis y las apoplejías. En la medicina naturista, una pequeña cebolla asada aplicada en la oreja se usaba para curar el dolor de oídos. Las cebollas se agregaban a la ginebra y el fluido resultante se empleaba para tratar los cálculos biliares y retención de líquidos o edema. Un remedio homeopático se hace de las cebollas rojas y se usa en el tratamiento de la neuralgia, resfriados, fiebre del haya, dolor de muelas y laringitis.

Métodos de preparación y presentación: puede comerse cruda, rebanada en ensaladas o asada, hervida o frita e incorporada en muchos platillos salados para agregar un sabor característico.

Desventajas: pueden desencadenar migraña. Las cebollas que se comen crudas pueden causar mal aliento y también gases.

Cebollín

Descripción: hierba relacionada con la familia de la cebolla, de tallos compactos y cilíndricos y flores púrpuras. Nativas de regiones templadas y del norte de Europa, incluidas las Islas Británicas, los cebollines se usan con propósitos culinarios y curativos en la medicina naturista.

Propiedades: contienen varios compuestos activos, minerales y vitaminas.

Beneficios para la salud: estimulante del apetito, también se dice que ayuda a la digestión durante la convalecencia. También ayuda a prevenir infecciones y anemia.

Métodos de preparación y presentación: los tallos frescos picados y las hojas se usan para dar sabor a ensaladas, sopas, cocidos, huevos rellenos, etc.

Desventajas: no se ha reportado ninguna hasta el momento.

Centeno

Descripción: cereal que es muy cultivado en Europa y Norteamérica. La harina se usa para hacer un tipo de pan pesado, que es más popular en Europa que en Gran Bretaña y también se usa en el pan tostado. En Norteamérica, la cebada se destila para hacer whisky y el cereal también se usa como alimento para animales domésticos.

Propiedades: contiene fibra, carbohidratos, proteínas, vitaminas (en especial del grupo B) y minerales (hierro).

Beneficios para la salud: proporciona un amplio número de nutrientes que son esenciales para la salud, entre los que se incluyen los carbohidratos para obtener energía y vitaminas y minerales que participan en actividades metabólicas y el mantenimiento de las células, tejidos y órganos.

Métodos de preparación y presentación: en Gran Bretaña se come en productos manufacturados, como los panes tostados.

Desventajas: contiene gluten, por lo que debe evitarse por quienes padecen enfermedad celíaca e intolerancia al gluten.

Cereales

Descripción: los cereales son de una forma o de otra un alimento básico para la mayoría de la gente alrededor del mundo. Proporcionan almidones (carbohidratos), proteínas, fibra, vitaminas, (en especial del grupo B) y minerales, las proporciones varían de acuerdo al tipo y tiempo de procesamiento del cereal. Los principales cultivos de cereal son: cebada, maíz, mijo, avena, centeno y trigo (ver descripciones individuales). Los cereales para desayuno se hacen de trigo, maíz, avena o arroz procesados, y en ocasiones se hacen combinaciones. Todos son buenas fuentes de almidón, algunas proteínas, vitaminas añadidas y minerales, y algunos son ricos en fibra. Los cereales endulzados o con chocolate son muy altos en azúcar refinada para considerarse saludables, aunque contienen vitaminas y minerales de utilidad.

Cerezas

Descripción: frutas populares, pequeñas, redondas, dulces y con semillas. Estas frutas crecen en árboles pequeños, que originalmente llegaron a Gran Bretaña en la época romana y ahora se cultivan extensamente. Las cerezas son valoradas por sus propiedades curativas en la medicina naturista.

Propiedades: buena fuente de fructosa (azúcar de la fruta), vitaminas (en especial C), minerales (en particular potasio) y flavonoides.

Beneficios para la salud: proporcionan energía inmediata, y vitamina C y flavonoides que tienen una potente actividad antioxidante, ayudan a prevenir enfermedades e infecciones. El potasio tiene muchas funciones en el cuerpo. Las cerezas son ligeramente laxantes y ayudan a mejorar la función del intestino y alivian el estreñimiento. En la medicina tradicional, se cree que contienen sustancias que eliminan el ácido úrico de la sangre y ayudan a prevenir la gota, limpiar y promueven la función del riñón.

Métodos de preparación y presentación: a menudo se comen crudas o se cuecen y se incorporan a pays, y pudines. Se vende como fruta enlatada.

Desventajas: no se ha reportado ninguna hasta el momento.

Cigalas

Descripción: las especies más grandes de gambas británicas, alcanzan alrededor de 11 centímetros de largo.

Propiedades: excelente fuente de proteínas, vitaminas (en especial B_3 y B_{12}) y minerales (en particular selenio, yodo y zinc). Contienen algunos ácidos grasos esenciales y colesterol.

Beneficios para la salud: contiene las proteínas necesarias para el crecimiento y reparación de los tejidos, y vitaminas y minerales involucrados en muchas funciones metabólicas esenciales. El selenio es un potente antioxidante y los ácidos grasos esenciales para proteger el corazón y la circulación.

Métodos de preparación y presentación: usualmente se venden ya cocinados (hervidos) ya sea con sus caparazones o sin caparazón y se comen fríos con ensaladas o se incorporan a platillos salados.

Desventajas: pueden desencadenar alergias y son una potencial fuente de intoxicación. Las gambas se cocinan en agua salada así que pueden ser altas en sales.

Cilantro

Descripción: hierba picante, aromática nativa del sur de Europa. Las hojas y las semillas molidas se usan para cocinar y con propósitos medicinales en el naturismo.

Propiedades: contiene compuestos activos y volátiles, los cuales se dice que favorecen la salud.

Beneficios para la salud: en la medicina naturista se usa para tratar los padecimientos digestivos, como los cólicos, la indigestión y las infecciones del tracto urinario.

Métodos de preparación y presentación: las semillas pulverizadas se usan como condimento, en especial en la cocina oriental, para añadir sabor a currys, etc. Las hojas del cilantro fresco pueden añadirse a sopas, ensaladas, y otros platillos salados.

Desventajas: no se ha reportado ninguna hasta el momento.

Ciruela damascena

Descripción: tipo de ciruela pequeña de color azul muy oscuro con pulpa roja y sabor ácido, se da en árboles cultivados en Gran Bretaña pero originalmente son nativos de Eurasia.

Propiedades: buena fuente de fructosa, fibra, vitaminas (en especial C y E), minerales (en particular potasio) y flavonoides.

Beneficios para la salud: proporciona energía inmediata y fibra que favorece el funcionamiento del intestino, y puede ayudar a prevenir enfermedades, como el cáncer. Las vitaminas C y E y los flavonoides tienen propiedades antioxidantes y antiinfecciosas, que ayudan a proteger contra varias enfermedades y padecimientos.

Métodos de preparación y presentación: por lo regular se cuecen con azúcar y se usan en pays de fruta y pudines o en la fabricación de mermeladas.

Desventajas: no se ha reportado ninguna hasta el momento.

Ciruela pasa

Descripción: populares frutos de color oscuro, que son las ciruelas deshidratadas. Son reconocidos por sus efectos laxantes. Las ciruelas pasa se encuentran disponibles en bolsas como frutos deshidratados y también enlatados en almíbar o como jugo.

Propiedades: ricos en azúcar natural, fibra, minerales (en especial hierro y potasio) y algunas vitaminas (B_6). Contienen sustancias naturales que estimulan la actividad del intestino grueso.

Beneficios para la salud: proporciona energía inmediata. También proporcionan minerales y vitaminas que participan en funciones metabólicas, incluyendo el mantenimiento de la salud de los vasos sanguíneos y los nervios. Su contenido de fibra y la presencia de ciertos químicos naturales le dan a las ciruelas pasa, leves pero efectivos efectos laxantes. Comer ciruelas pasa con regularidad alivia el estreñimiento y ayuda a restaurar la función normal del intestino. El jugo de ciruela pasa también es efectivo para este propósito.

Métodos de preparación y presentación: pueden comerse deshidratados o rehidratarlos un poco, agregarlos a ensaladas de frutas o cereales o al pudín de arroz.

Desventajas: pueden provocar gases. Son altos en calorías.

Ciruelas (ver también ciruela pasa)

Descripción: frutos populares, suaves, de forma redonda u ovalada con una semilla al centro; varían en color de morado a rojo, amarillo o verde (ciruela Claudia). Hay múltiples variedades que crecen en Gran Bretaña y muchos otros países. Una variedad popular que crece en los huertos es la ciruela Victoria.

Propiedades: buena fuente de azúcar natural, fibra, vitaminas (en especial C y E), minerales (en particular potasio) y flavonoides.

Beneficios para la salud: proporciona energía inmediata y fibra soluble que ayuda a bajar los niveles de colesterol en la sangre y protege contra enfermedades circulatorias o cardiacas. La fibra insoluble favorece el correcto funcionamiento del intestino y ayuda a proteger contra enfermedades del sistema digestivo, incluido el cáncer. Las ciruelas proveen vitaminas y minerales que participan en los procesos metabólicos esenciales y en el mantenimiento de la salud. Las vitaminas C, E y flavonoides tienen una actividad antioxidante natural y se cree que ayudan a proteger contra enfermedades entre las que se incluyen algunos tipos de cáncer.

Métodos de preparación y presentación: pueden comerse frescos, pero también se hierven levemente y se usan en postres. También se emplean para hacer mermeladas, y están disponibles de manera comercial en lata.

Desventajas: no se ha reportado ninguna hasta el momento.

Ciruelas claudias

Descripción: variedad de ciruelas, pequeñas, redondas, de color verde-amarillo. Se comen como postre y se usan en la fabricación de mermeladas. Ver CIRUELAS.

Clavo

Descripción: especia aromática que consiste de capullos de la flor secos, fruto de un árbol de hoja perenne que crece en el extremo Oriente, incluyendo las Islas Molucas y Filipinas. Tienen un sabor fuerte y característico. Se emplean los clavos enteros y el aceite volátil se deriva de ellos. Se usan en la cocina tradicional y con fines curativos en medicina naturista.

Propiedades: contienen varios compuestos activos en un aceite volátil.

Beneficios para la salud: el aceite de los clavos se empleaba mucho para aliviar el dolor de muelas. El aceite tiene propiedades antisépticas e irritantes locales. En medicina naturista los clavos se emplean como polvo, infusión o aceite para tratar las náuseas, vómitos, gases, indigestión o como estimulante digestivo. También funcionan como expectorantes para aliviar la congestión nasal. Los clavos por lo regular se combinan con otros compuestos y son ampliamente usados en remedios comerciales.

Métodos de preparación y presentación: los clavos enteros se emplean como saborizante, en especial para el vino, ponches, etc. Los clavos picados pueden combinarse con otras especies y usarse para añadir sabor a pasteles, pudines, etc.

Desventajas: no se ha reportado ninguna hasta el momento.

Clementinas

Descripción: fruta cítrica popular que es un injerto de tangerina y naranja. Se cultivan en Israel, España, Marruecos, Chipre y algunos países del Mediterráneo.

Propiedades: rica fuente de vitamina C, fibra soluble e insoluble, potasio y fructosa.

Beneficios para la salud: la vitamina C es esencial para la salud y posee propiedades antioxidantes y antiinfecciosas, que se cree que protegen con un buen número de enfermedades y padecimientos. La fibra insoluble favorece el correcto funcionamiento del intestino y puede ayudar a protegerlo contra el cáncer. La fibra soluble baja el colesterol de la sangre y protege de enfermedades del corazón y circulatorias. La fructosa es una fuente de energía inmediata.

Métodos de preparación y presentación: usualmente se come cruda. Las rebanadas se usan para decorar postres.

Desventajas: no se ha reportado ninguna hasta el momento.

Col (col blanca)

Descripción: vegetal común, cuyas variedades están disponibles todo el año. La col tiene una larga historia en la medicina tradicional china y crece por toda Gran Bretaña.

Propiedades: excelente fuente de fibra, vitaminas (en especial C, K, E, B_1 y B_9), minerales (incluido el hierro y potasio) y beta caroteno (carotenos). Las variedades de hoja verde son en especial ricos en nutrientes.

Beneficios para la salud: contiene vitaminas, minerales y antioxidantes que son esenciales para la buena salud y la prevención de enfermedades. Investigaciones científicas sugieren que el consumo regular de la col puede ser de ayuda para proteger contra el cáncer de intestino y el cáncer en mujeres dependientes de los estrógenos, por ejemplo, algunos tipos de enfermedades de los senos y los ovarios. En la medicina tradicional, el extracto de col cruda (jugo) se usa para ayudar a sanar las úlceras gástricas y otros padecimientos gástricos. Se cree que el hallazgo químico en la col de S-metilmetionina es el responsable de este efecto. Se cree que muchas otras sustancias activas que se encuentran en la col son protectoras y están siendo investigadas. Las variedades de hojas verde oscuro son las más ricas fuentes de nutrientes.

Métodos de preparación y presentación: es común que se cocinen hervidas, se comen como vegetal de guarnición. Sin embargo, hervirlas provoca que mucha de la vitamina C se pierda. El agua en donde se hirvió la col debe conservarse si es posible para caldos y sopas. Cocerla al vapor puede preservar mejor sus nutrientes. Las variedades blancas también se comen crudas en ensaladas.

Desventajas: puede provocar gases.

Col rizada

Descripción: vegetal de color verde o morado, de hojas rizadas y enroscadas. Es muy cultivada en Gran Bretaña y en otros lugares. Científicos han identificado a la col rizada como un importante protector contra ciertos tipos de cáncer.

Propiedades: excelente fuente de fibra, vitaminas (en especial C y B₉), minerales (rico en calcio y hierro), beta caroteno (carotenos) y otros compuestos (fitoquímicos), incluyendo los indoles.

Beneficios para la salud: la fibra favorece el correcto funcionamiento del intestino y ayuda a protegerlo de enfermedades del tracto digestivo, incluido el cáncer. La vitamina C y el beta caroteno tienen una potente actividad antioxidante, se cree que protegen contra enfermedades, incluyendo algunos tipos de cáncer. Se cree que los fitoquímicos en la col rizada protegen contra el cáncer del sistema digestivo (estómago, colon e intestino). Los indoles aceleran la función del hígado y ayudan en la descomposición natural de la hormona femenina, estrógeno. La col puede proteger contra algunos tipos de cáncer como el de mama y del sistema reproductor femenino.

Métodos de preparación y presentación: usualmente se hierven o se cuecen al vapor y se comen como vegetal de guarnición o con salsa.

Desventajas: puede provocar gases.

Col roja

Descripción: variedad de col con hojas de color morado. Es frecuente encontrarla en vinagre.

Col silvestre

Descripción: variedad de col con hojas tiernas de color verde que contiene muchos nutrientes que realzan la salud. Ver COL.

Coles de Bruselas

Descripción: vegetales populares, pequeños redondos crucíferos, parecen coles en miniatura. Crecen en racimos sobre un racimo vertical. Vegetal popular de invierno que crece por toda Gran Bretaña.

Propiedades: excelente fuente de fibra, vitaminas (en especial C y B₉), minerales (incluido el hierro), beta caroteno (precursor de la vitamina A) y otros benéficos químicos de origen vegetal —indoles nitrogenados.

Beneficios para la salud: contiene vitaminas, minerales, carotenos y fitoquímicos que son esenciales para la buena salud y la prevención de las enfermedades. El beta caroteno y la vitamina C tienen una importante actividad antioxidante. Las sustancias presentes en las coles de Bruselas pueden proteger contra un número de enfermedades y padecimientos, incluyendo ciertos tipos de cáncer de mama, cáncer de útero, intestino/estómago, y posiblemente de pulmón.

Métodos de preparación y presentación: hervidas o al vapor, y usualmente se sirven como guarnición.

Desventajas: pueden provocar gases.

Coliflor

Descripción: vegetal popular crucífero de color blanco cremoso, con racimos muy apretados que forman una "cabeza" rodeada de hojas verdes.

Propiedades: una excelente fuente de vitaminas (en especial C), minerales, fibra y algunos carbohidratos. También tiene compuestos que contienen sulfuro.

Beneficios para la salud: contiene vitaminas y minerales esenciales para la buena salud y la prevención de enfermedades, tiene una poderosa actividad antioxidante. La fibra favorece la función del intestino y puede ayudar a protegerlo contra el cáncer. Se cree que los compuestos sulfúricos también protegen del cáncer.

Métodos de preparación y presentación: usualmente se hierve y se cocina al vapor y se sirve como vegetal de guarnición. También se usa en platillos salados y en ocasiones crudo en ensaladas.

Desventajas: puede provocar gases.

Colinabo

Descripción: vegetal de forma redonda, de color verde o morado parecido a un nabo, que comprende una raíz grande de donde salen varios pedúnculos. Es uno de los vegetales de la familia de la col, la cual expertos consideran que puede ayudar a prevenir ciertos tipos de cáncer, si se come de manera regular.

Propiedades: buena fuente de fibra soluble e insoluble, vitaminas, (en especial C), minerales (potasio) y fitoquímicos (compuestos vegetales), como indoles e isotiocianatos, de los cuales se cree que tienen actividad anticancerígena.

Beneficios para la salud: la fibra soluble ayuda a bajar los niveles de colesterol en la sangre y puede proteger contra las enfermedades del corazón y la circulación. La fibra insoluble favorece el funcionamiento normal del intestino y ayuda a protegerlo de enfermedades, entre los que se incluye el cáncer. Otros fitoquímicos como los isotiocianatos pueden ayudar a proteger contra el cáncer de colon. Los indoles favorecen la descomposición natural de la hormona femenina, estrógeno, y puede ayudar a proteger contra algunos tipos de cáncer como el de mama y del sistema reproductor femenino. La vitamina C es esencial para la salud de ciertos tejidos y tiene una potente actividad antiinfecciosa y antioxidante por lo tanto ayuda a proteger contra las enfermedades. El potasio participa en funciones metabólica vitales, incluido el funcionamiento del sistema nervioso.

Métodos de preparación y presentación: por lo regular se hierve y se usa de varias formas, por ejemplo, en buñuelos o machacadas o gratinadas con queso.

Desventajas: no se ha reportado ninguna hasta el momento.

Comino

Descripción: semillas enteras o molidas de la planta del comino, que es nativa de Egipto pero se cultiva en los países orientales y del Mediterráneo. Se usa como una especia aromática y con fines curativos en medicina naturista (aunque menos que antes).

Propiedades: contiene varios compuestos entre los que se incluye un aceite volátil que le da un sabor característico. Se cree que tiene actividad tanto estimulante como antiespasmódica.

Beneficios para la salud: antiguamente se usaba en medicina naturista para tratar la indigestión, gases y cólicos pero ahora es más probable que se sustituya por otras hierbas debido a su fuerte sabor.

Métodos de preparación y presentación: principalmente usada como semilla entera o en polvo para añadir sabor a platillos orientales, en especial el curry.

Desventajas: no se ha reportado ninguna hasta el momento.

Conejo

Descripción: los conejos sin piel y cocinados que están disponibles en algunos supermercados, regularmente son animales criados que han sido importados. El conejo silvestre en ocasiones disponible en carnicerías rurales se vende como animal de caza pero es menos popular que antes, en parte debido a la presencia de la enfermedad endémica, mixomatosis.

Cordero o borrego

Descripción: tradicionalmente una de los tres tipos de carne más comunes en Gran Bretaña. Su consumo ha decaído en los últimos años, debido a preocupaciones con respecto a la salud por comer carne roja.

Propiedades: rica fuente de proteínas, vitaminas (en especial del grupo B) y minerales (en particular hierro y zinc). La mayoría de los cortes son altos en grasas saturadas y colesterol pero la carne magra, la pierna, es comparable a otras carnes en cuanto al contenido de grasas.

Beneficios para la salud: proporciona proteína de primera clase, esencial para el crecimiento y reparación de los tejidos, y vitaminas y minerales que participan en las funciones metabólicas, salud de los tejidos y órganos y prevención de enfermedades.

Métodos de preparación y presentación: puede cocinarse asado, a la parrilla, a las brasas, etc., o se emplea en una variedad de platillos con base de carne, por ejemplo: guisados, cocidos, currys, etcétera.

Desventajas: el alto contenido de grasa significa que es mejor comer el cordero en pocas cantidades. Los altos niveles de grasa y colesterol en la dieta están asociados con un elevado riesgo de enfermedades del corazón.

Cúrcuma

Descripción: especie amarilla en polvo, se usa en la cocina oriental y con fines curativos en la medicina tradicional.

Propiedades: contiene múltiples sustancias activas y un colorante natural.

Beneficios para la salud: en la medicina oriental, se dice que la cúrcuma actúa como tónico para el hígado y para aliviar síntomas de inflamación. También se usa para tratar la indigestión y los gases y para mejorar el flujo sanguíneo. La cúrcuma tiene una actividad antibacterial leve y puede ayudar en el tratamiento de las infecciones.

Métodos de preparación y presentación: se usa como especia en currys y en la cocina oriental.

Desventajas: no se ha reportado ninguna hasta el momento.

Cus cus

Descripción: producto del trigo hecho de la semolina fina mezclada con agua y harina, luego se deja secar y forma pequeños granos. Es el platillo nacional de Marruecos y de todo el norte de África.

Propiedades: excelente fuente de almidón, minerales (en especial fósforo y manganeso) y algunas vitaminas (entre las que se incluyen las del grupo B). Es bajo en grasas y fibra.

Beneficios para la salud: proporciona energía de lenta liberación, lo que evita las elevaciones de glucosa en la sangre, esto ayuda en la prevención y control de la diabetes. El cus cus contiene minerales y vitaminas valiosas que son esenciales para la salud.

Métodos de preparación y presentación: tradicionalmente se cocina al vapor y se sirve con un estofado especiado de carne y vegetales. El cus cus siempre se cocina al vapor y puede servirse como alternativa al arroz.

Desventajas: contiene gluten, el cual deben evitar las personas con enfermedad celíaca o intolerancia al trigo.

Champiñones

Descripción: existen variedades silvestres y cultivadas de hongos comestibles. Las cultivadas son de dos principales tipos —las de botón o las de forma de copa cerrada, que son pequeñas y blancas, y las planas que están ensanchadas y de color beige pálido.

Propiedades: contienen potasio y trazas de otros minerales, pero generalmente es pobre en nutrientes. Son bajas en calorías.

Beneficios para la salud: proporcionan potasio, que participa en la regulación del equilibrio entre los electrolitos (sales) y el agua en los fluidos de los tejidos, y en la función de los nervios.

Métodos de preparación y presentación: pueden comerse crudos en ensaladas y por lo regular se fríen o se cuecen en guisados y sopas para agregar sabor y textura.

Desventajas: se debe tener mucho cuidado cuando se eligen champiñones silvestres para asegurarse de que se eligen los correctos. Los hongos silvestres pueden acumular metales pesados. Todos los hongos contienen sustancias que pueden ser peligrosas en dosis muy altas pero las cantidades que se ingieren en un consumo normal de hongos son muy pocas.

Chícharos (secos)

Descripción: los chícharos secos forman parte del grupo de las leguminosas, y están disponibles enteros o en mitades, los cuales pueden ser verdes o amarillos.

Propiedades: excelente fuente de almidón, proteína vegetal, fibra, vitaminas (en especial del grupo B) y minerales (incluido el hierro, magnesio, fósforo, potasio y manganeso). Son extremadamente bajos en grasas.

Beneficios para la salud: proporcionan almidón que ofrece energía inmediata, lo que evita las elevaciones de glucosa en la sangre, y por lo tanto son útiles en la prevención y control de la diabetes. Proporcionan proteínas valiosas (que son especialmente útiles si se comen con otras proteínas vegetales) para el crecimiento y reparación de los tejidos. Los chícharos contienen fibra soluble, que proporciona la función correcta del intestino y pueden bajar el riesgo del desarrollo de las enfermedades y del tracto digestivo, entre las que se incluye el cáncer. Proporciona fibra soluble que ayuda a bajar los niveles de colesterol en la sangre y protege de enfermedades del corazón y circulatorias. También proporciona vitaminas y minerales involucrados en funciones metabólicas esenciales, favorecen la buena salud y la prevención de enfermedades.

Métodos de preparación y presentación: es mejor enjuagarlos y sumergidos en agua fría por varias horas antes de hervirse en agua fresca. Los chícharos se ponen blandos cuando se cocinan. Es común agregarlos a sopas o a platillos vegetarianos.

Desventajas: pueden provocar gases.

Chícharos

Descripción: conocidos vegetales de huerto que crecen en todo el territorio de las Islas Británicas y comercialmente disponibles congelados y en lata.

Propiedades: buena fuente de azúcar vegetal, el almidón y proteína. Excelente fuente de fibra, vitaminas (en particular C, B_1 y B_9), minerales (en especial fósforo) y fitoquímicos.

Beneficios para la salud: proporciona energía inmediata y algunas proteínas necesarias para la reparación y crecimiento de los tejidos y órganos. Los chícharos proporcionan fibra soluble que ayuda a bajar los niveles de colesterol en la sangre y puede proteger al corazón y la circulación de enfermedades. Contienen fibra insoluble que favorece la función saludable del intestino y puede proteger de enfermedades del tracto digestivo, incluido el cáncer. También proporcionan vitaminas y minerales que son esenciales para las funciones metabólicas, el mantenimiento de la salud y la prevención de enfermedades. La vitamina C y los fitoquímicos tienen propiedades antioxidantes y la vitamina C tiene actividad antiinfecciosa, que ayuda contra enfermedades e infecciones.

Métodos de preparación y presentación: por lo regular se hierven (después de sacarlos de sus vainas) se sirven como vegetal o se incorporan a una variedad de platillos salados y ensaladas. Comercialmente los chícharos congelados son un buen sustituto de los frescos aunque pierden algunos de sus contenidos vitamínicos durante el procesamiento. Los chícharos enlatados pueden ser altos en sales y azúcares y pierden muchas de sus vitaminas durante el procesamiento.

Desventajas: no se ha reportado ninguna hasta el momento.

Chícharos dulces

Descripción: variedad de chícharo de vainas comestible y chícharos pequeños.

Propiedades: buena fuente de vitaminas (por ejemplo, C), minerales (particularmente potasio), beta caroteno (carotenos) y fibra.

Beneficios para la salud: proporciona vitamina C que participa en procesos metabólicos esenciales y el mantenimiento de la salud de tejidos y órganos. La vitamina C y el beta caroteno tienen poderosa actividad antioxidante, se cree que protegen contra las enfermedades. El beta caroteno se convierte en vitamina A en el cuerpo. El potasio participa en funciones esenciales, incluyendo la regulación del equilibro de los electrolitos (sales) y el agua en los fluidos de los tejidos, y el funcionamiento del sistema nervioso. La fibra soluble ayuda a bajar los niveles de colesterol en la sangre y puede proteger contra las enfermedades cardiacas y circulatorias. La fibra insoluble favorece la salud del intestino y puede ser de ayuda para prevenir enfermedades del sistema digestivo, entre las que se incluye el cáncer.

Métodos de preparación y presentación: puede comerse crudo en ensaladas o ligeramente hervido como vegetal.

Desventajas: no se ha reportado ninguna hasta el momento.

Chile

Descripción: frutos rojos o verdes de la planta del chile. Se usan frescos y secos en la cocina oriental, y tienen un fiero y ardiente sabor picante, debido a la presencia de un compuesto llamado capsaicina.

Propiedades: excelente fuente de vitaminas (en especial C), minerales, flavonoides, fibra y carbohidratos.

Beneficios para la salud: contiene compuestos esenciales para mantener la buena salud y la prevención de enfermedades. La capsaicina hace que la nariz y ojos "fluyan" por lo que funciona como descongestionante. El chile ayuda a bajar la presión, "adelgaza" la sangre y reduce los niveles de colesterol, todo ello protege al corazón y la circulación.

Métodos de preparación y presentación: los chiles rebanados se usan frescos y secos en currys picantes en platillos orientales. Los chiles secos se usan como condimento en polvo.

Desventajas: se consumen en cantidades demasiado pequeñas como para que el contenido de vitaminas, minerales y flavonoides contribuya a la dieta. Los chiles pueden provocar irritación y agravar los padecimientos digestivos en personas susceptibles. Incluso manipular los chiles frescos picados puede provocar irritación a la piel y ojos.

Chirimoyas

Descripción: nombre común para el grupo de frutas exóticas, que crece en algunos árboles de los climas cálidos. Las frutas tienen forma de corazón con carne pulposa que parece natilla, y su piel es escamosa. Cada vez están más disponibles en los supermercados británicos en ciertas temporadas del año.

Propiedades: buena fuente de azúcar natural, vitaminas (en especial C) y minerales (incluido el potasio). También contienen fibra.

Beneficios para la salud: proporciona energía inmediata, vitaminas y minerales esenciales para la buena salud y la prevención de enfermedades. Contienen fibra que favorece la función del intestino y puede ser útil para bajar los niveles de azúcar en la sangre.

Métodos de preparación y presentación: usualmente se come fresca o en ensaladas de frutas.

Desventajas: no se ha reportado ninguna hasta el momento.

Chirivía o nabo blanco

Descripción: raíz vegetal popular de color beige, su pulpa es dulce y cremosa, tiene un corazón leñoso.

Propiedades: buena fuente de almidón, fibra, vitaminas (en especial C, E y B_9) y algunos minerales.

Beneficios para la salud: proporciona almidón para una liberación lenta de energía, lo que evita las elevaciones de glucosa en la sangre, y por lo tanto es útil en el control y la posible prevención de la diabetes. La fibra favorece la sana función del intestino y puede ayudar a evitar enfermedades del sistema digestivo, incluido el cáncer. La vitamina C es necesaria para la salud del tejido conectivo y los vasos sanguíneos, favorece la sanación de las heridas y puede estimular el sistema inmune. También puede ayudar a proteger contra infecciones virales como el resfriado común. La vitamina C y E son poderosos antioxidantes y pueden ayudar a prevenir enfermedades, incluyendo el cáncer.

Métodos de preparación y presentación: asado, hervido, horneado, se come como vegetal o se incorpora en varios platillos salados.

Desventajas: no se ha reportado ninguna hasta el momento.

Dátil

Descripción: fruto alargado de forma ovalada color marrón con pulpa dulce que rodea una semilla dura y pequeña. El dátil es el fruto de la palma de dátiles que se cultiva en el Medio Oriente y en el Mediterráneo desde tiempos antiguos. Los dátiles están disponibles frescos pero es más común encontrarlos deshidratados.

Propiedades: ricos en azúcar natural, excelente fuente de vitaminas (en especial C y B₃), minerales (en particular potasio, hierro, magnesio y cobre) y fibra soluble e insoluble. Los dátiles deshidratados generalmente contienen nutrientes más concentrados (excepto por la vitamina C).

Beneficios para la salud: fuente de energía inmediata. Los dátiles contienen vitaminas útiles y minerales que son esenciales para la buena salud y la prevención de enfermedades. La fibra soluble ayuda a bajar los niveles de colesterol y puede proteger contra las enfermedades del corazón y circulatorias. La fibra insoluble favorece el funcionamiento del intestino y lo protege contra las enfermedades, entre las que se incluye el cáncer.

Métodos de preparación y presentación: pueden comerse frescos y deshidratados y usarse en repostería, especialmente en pasteles. Los dátiles son regularmente usados en la fabricación comercial de pasteles y bizcochos.

Desventajas: el contenido de azúcar es alto por lo que deben comerse en pocas cantidades, debido a que también pueden provocar caries. Los dátiles desencadenan migraña en personas susceptibles.

Diente de león

Descripción: hierba con flores amarillas brillantes y hojas verdes desiguales, que crecen abundantemente a través de toda la campiña británica y en los terrenos baldíos, las hojas y las raíces se usan con propósitos culinarios y los dientes de león se usan en medicina naturista.

Propiedades: las hojas son una excelente fuente de minerales (en especial hierro, potasio y calcio) y también contienen beta caroteno (precursor de la vitamina A).

Beneficios para la salud: las hojas son ricas en minerales, que participan en funciones metabólicas esenciales para la buena salud y la prevención de enfermedades. El beta caroteno contiene poderosas propiedades antioxidantes que ayudan a proteger al cuerpo contra las enfermedades. En la medicina naturista, las hojas se usan por sus propiedades naturales diuréticas y para sanar padecimientos digestivos, de riñones e hígado y para limpiar la sangre. El diente de león se usa en ocasiones combinado con otras hierbas en medicina natural. La raíz del diente de león asada se muele para hacer un sustituto del café que puede aliviar los síntomas de dispepsia, gota o reumatismo.

Métodos de preparación y presentación: las hojas frescas tomadas de las áreas sin contaminación pueden usarse para ensaladas (las hojas más viejas tienen un sabor más amargo), el "café" de diente de león se fabrica como una bebida "saludable".

Desventajas: no se ha reportado ninguna hasta el momento.

Durazno

Descripción: frutos anaranjados, brillantes y ovalados del tamaño de una ciruela, de piel sedosa y pulpa dulce. Los árboles de duraznos son originarios de China, los Himalayas y las regiones templadas de Asia, pero han crecido en Europa y Gran Bretaña por varios siglos.

Propiedades: la fruta fresca es una excelente fuente de vitaminas (en especial A y C) y minerales (en particular hierro y potasio). La fruta fresca es también buena fuente de beta caroteno, fibra y fructosa. Los duraznos secos contienen incluso más cantidades de beta caroteno, hierro, potasio y azúcar. Los enlatados (en jugo natural) son una útil fuente de beta caroteno, vitamina C y fibra pero en menor grado que en el resto de sus presentaciones.

Beneficios para la salud: contiene antioxidantes poderosos y naturales —beta caroteno y vitamina C. Pueden ser de utilidad para reducir el riesgo de enfermedades cardiacas, hipertensión, ciertos tipos de cáncer e infecciones. Los duraznos ofrecen energía de lenta liberación, además de hierro, el cual es útil en el tratamiento y prevención de la anemia. Los duraznos secos "listos para comer" se consideran excelentes alimentos debido a la cantidad de nutrientes valiosos que contienen.

Métodos de preparación y presentación: pueden comerse frescos y crudos, pero también se usan en una variedad de formas para postres, pasteles, estofados, mermeladas, etc. Los duraznos se usan para hacer jugo de fruta y se agregan a muchos alimentos comerciales.

Desventajas: las sustancias empleadas en el proceso de secarlos para preservar su color anaranjado brillante, puede provocar ataques de asma en personas que desarrollen una alergia a ellos. Las semillas de durazno contienen ácido prúsico, que es venenoso.

Duraznos

Descripción: frutas populares importadas de los países mediterráneos y California, de piel suave y de color amarilla y rosada, su pulpa es dulce, dorada y suculenta que rodea a una grande semilla en el centro.

Propiedades: buena fuente de azúcar natural, fibra, vitaminas (en especial C) y beta caroteno (carotenos). Se digieren con facilidad y son levemente laxantes.

Beneficios para la salud: proporciona energía inmediata. La fibra soluble ayuda a bajar los niveles de colesterol y protege contra enfermedades circulatorias y del corazón. La fibra insoluble favorece el funcionamiento regular del intestino y ayuda a prevenir enfermedades del sistema digestivo, incluido el cáncer. La vitamina C es esencial para la salud de los tejidos conectivos y los vasos sanguíneos. Favorece la sanación de las heridas y estimula el sistema inmune. Tiene propiedades antiinfecciosas y ayuda a proteger contra enfermedades virales comunes como los resfriados. La vitamina C y el beta caroteno tienen actividad antioxidante que ayuda a proteger contra múltiples enfermedades, incluido el cáncer.

Métodos de preparación y presentación: por lo regular se comen crudos pero en ocasiones se hornean o se incorporan a los postres. Los duraznos están disponible comercialmente preparados como fruta enlatada (en donde la mayoría de la vitamina C se pierde) y también secos.

Desventajas: no se ha reportado ninguna hasta el momento.

Echalotes

Descripción: miembros poco comunes de la familia de las cebollas, pequeños bulbos con piel marrón delgada como papel. Son populares en la cocina francesa para añadir sabor a las salsas, etc. Tienen un sabor levemente parecido al ajo. Sus propiedades como las mismas que las de la familia de las cebollas.

Ejotes

Descripción: numerosas variedades de vegetal de huerto, similar a las vainas de los ayocotes pero más pequeños, son vainas más delgadas.

Propiedades: una valiosa fuente de fibra soluble e insoluble, vitaminas (incluidas C, A algunas B, E y K) minerales (hierro, magnesio y potasio) y fitoquímicos (compuestos naturales de las plantas).

Beneficios para la salud: proporcionan fibra soluble que ayuda a reducir los niveles de colesterol en la sangre y puede proteger contra las enfermedades cardiacas y circulatorias. La fibra insoluble favorece la función del intestino y lo protege de enfermedades, incluido el cáncer. Las vitaminas y minerales están involucradas en los procesos y funciones metabólicas, entre los que se incluye la prevención de las enfermedades. Los fitoquímicos tienen propiedades antioxidantes y otras propiedades que protegen contra enfermedades, como el cáncer.

Métodos de preparación y presentación: por lo regular se hierven o se cocinan al vapor, enteros o picados. Se comen generalmente como vegetal de guarnición.

Desventajas: no se ha reportado ninguna hasta el momento.

Endivias

Descripción: vegetal de ensaladas que se parece a la lechuga, con abundantes hojas de color verde-amarillo pálido, y un sabor un poco amargo. La endivia es popular en Francia.

Propiedades: contiene algunas vitaminas (C y B$_9$), minerales y beta caroteno. Es bajo en calorías.

Beneficios para la salud: proporciona nutrientes que ayudan a mantener la buena salud y previenen enfermedades.

Métodos de preparación y presentación: se comen crudas como ensalada.

Desventajas: no se ha reportado ninguna hasta el momento.

Endrina (ciruela silvestre, pacharán)

Descripción: pequeños frutos oscuros de color azul del árbol del endrino que crece en varios lugares de Gran Bretaña. Las frutas amargas que contienen pequeños huesos, se usan para hacer jaleas o añadirlas con azúcar a la ginebra para hacer licor casero, licor de endrina.

Propiedades: buena fuente de vitaminas, minerales y flavonoides.

Beneficios para la salud: proporciona vitaminas, minerales y antioxidantes naturales que son esenciales para la salud de los tejidos y órganos, y para la prevención de las enfermedades.

Métodos de preparación y presentación: pueden cocerse con azúcar, el líquido resultante se filtra para hacer una gelatina de sabor ácido para acompañar carnes. Así también, las frutillas enteras pueden añadírseles azúcar y ginebra para hacer licor de endrina.

Desventajas: no se reporta ninguna hasta el momento.

Eneldo

Descripción: hierba con hojas como de palmera nativa del Mediterráneo y el sur de Rusia, también se cultiva en Gran Bretaña. Las hojas aromáticas y los frutos secos se usan con propósitos culinarios y en medicina naturista.

Propiedades: contiene sustancias activas en un aceite aromático y volátil.

Beneficios para la salud: en la medicina naturista, el agua de eneldo se usa para tratar los gases, la indigestión y los cólicos, se le da a los bebés como solución para aliviar los cólicos.

Métodos de preparación y presentación: se usa como saborizante en encurtidos, platillos de pescados, sopas y estofados.

Desventajas: no se ha reportado ninguna hasta el momento.

Escaramujos (jarabe y té)

Descripción: frutos de color rojo-anaranjado de la rosa canina —rosa silvestre con flores rosas con blanco, que crece en setos de todas las Islas Británicas. Los escaramujos se usan para hacer jarabe y también machacados y secos para hacer té herbal.

Propiedades: ricos en vitamina C, el jarabe de escaramujo se usaba como fuente de esta vitamina para los niños británicos durante la Segunda Guerra Mundial.

Beneficios para la salud: la vitamina C participa en el mantenimiento de la salud de los tejidos conectivos, cartílagos, vasos sanguíneos, etc. Tiene actividad antioxidante y antiinfecciosa y se cree que estimula el sistema inmune, favorece la cicatrización de las heridas y posiblemente ayudan a prevenir las infecciones virales comunes como los resfriados.

Métodos de preparación y presentación: para hacer jarabe, los escaramujos se hierven, machacan y se tamizan para eliminar las semillas. El líquido se filtra y se hierve con azúcar para hacer un jarabe concentrado, el cual puede ser diluido como bebida. Para hacer té herbal, los escaramujos se secan y se machacan finamente.

Desventajas: el jarabe de escaramujo tiene un alto contenido de azúcar, lo que puede contribuir a la caída de las piezas dentales.

Espárragos

Descripción: vegetal de sabor delicado que consiste en tallo y brotes. Se venden en pequeños fajos. Pueden crecer en casa o comprarse importados.

Propiedades: rica fuente de vitaminas, en especial A, B_9 (ácido fólico o folato), C y E, y minerales, beta caroteno y fibra.

Beneficios para la salud: contiene antioxidantes poderosos y naturales, pueden ayudar a prevenir las enfermedades y algunos tipos de cáncer. Los espárragos se conocen como levemente laxantes y con propiedades diuréticas, ayuda a las funciones del intestino y los riñones.

Métodos de preparación y presentación: usualmente se hierven los atados de espárragos dejando los brotes fuera del agua. Pueden servirse con mantequilla o salsa.

Desventajas: son naturalmente altos en sustancias conocidas como purinas, las cuales pueden agravar los síntomas de la gota.

Espinacas

Descripción: vegetales de hojas y tallos verdes, tienen un fuerte sabor "mineral" cuando se cocinan. Aunque los beneficios de la espinaca a la salud han sido reconocidos por mucho tiempo, y hoy es uno de los vegetales que pueden prevenir el cáncer, no siempre es muy popular como elección de comida. Se usa con fines curativos en la medicina naturista.

Propiedades: excelente fuente de fibra, vitaminas (C, A y B_9), minerales (en especial potasio, hierro y muchos otros) y carotenos (incluyendo el beta caroteno y los pigmentos carotenoides).

Beneficios para la salud: valoradas por su contenido mineral, de carotenos y carotenoides. Se cree que los minerales en la espinaca son benéficos para ayudar a la recuperación después de las enfermedades y en el tratamiento de la anemia, hipertensión (alta presión de la sangre) y el estreñimiento. Los carotenos y carotenoides en las espinacas son antioxidantes poderosos y pueden proteger contra varios tipos de cáncer y otras enfermedades, incluyendo ceguera relacionada con la edad en los ancianos. El folato (B_9) en la espinaca ayuda a reducir el riesgo de defecto en los tubos neuronales (espina bífida) en el feto. En la medicina naturista la espinaca se usa como alimento durante la convalecencia y para tratar la anemia y la deficiencia de vitamina C.

Métodos de preparación y presentación: puede lavarse y comerse cruda con otros vegetales verdes en ensalada o ligeramente cocida al vapor o hervida y consumida como vegetal. La espinaca también puede incorporarse en otros platillos y usarse en alimentos precocinados.

Desventajas: contiene ácido oxálico que si se consume en grandes cantidades puede interferir con la absorción de hierro y calcio. En personas sensibles al ácido oxálico puede fomentar la formación de cálculos biliares y en la vejiga.

Estragón

Descripción: dos variedades de esta hierba se han cultivado por muchos siglos, una originaria de Siberia y la otra del sur de Europa. El estragón se usa principalmente con propósitos culinarios. Es menos popular hoy como remedio herbal que en el pasado.

Propiedades: contiene un aceite volátil y sustancia que le dan un sabor característico.

Beneficios para la salud: anteriormente se usaba en la medicina naturista para estimular el apetito y curar el dolor de muelas.

Métodos de preparación y presentación: la hierba fresca puede comerse en ensaladas y también se usa en los aderezos, el vinagre y salmueras.

Desventajas: no se ha reportado ninguna hasta el momento.

Extracto de levadura

Descripción: pasta popular de color marrón y sabor salado, disponible en frascos como alimento procesado.

Propiedades: excelente fuente de vitaminas B y minerales. Es bajo en calorías.

Beneficios para la salud: fuente concentrada de vitaminas y minerales que participan en muchas funciones metabólicas y en el mantenimiento de la salud.

Métodos de preparación y presentación: por lo regular se unta en tostadas, pan o galletas.

Desventaja: la mayoría de los extractos tienen un alto contenido de sal y pueden no ser adecuados para las personas con hipertensión, problemas del corazón o quienes tienen dietas bajas en sodio.

Fenogreco

Descripción: hierba del mediterráneo cultivada en India, África y Europa. Las semillas se usan como saborizante y con propósitos medicinales en la medicina naturista. También se usa para alimentar ganado.

Propiedades: contiene compuestos activos que se dice favorecen la salud y algunos elementos nutricionales.

Beneficios para la salud: usado en medicina naturista para aliviar la fiebre y los padecimientos del estómago y ayuda para la diabetes. El fenogreco se usa externamente como cataplasmas o ungüento para tratar las infecciones de la piel. También se usa como medicina para la anemia, gota y agotamiento nervioso.

Métodos de preparación y presentación: se usa como hierba de condimento para añadir sabor a los alimentos.

Desventajas: no se ha reportado ninguna hasta el momento.

Frambuesa norteamericana

Descripción: frutas suaves de color púrpura intenso, que parecen frambuesas gigantes sin semillas. Se cultivan en partes de las Islas Británicas.

Propiedades: buena fuente de azúcar natural, fibra soluble e insoluble, vitaminas (en especial C), minerales (potasio) y antocianidinas (flavonoides).

Beneficios para la salud: proporciona energía inmediata. La fibra soluble ayuda a bajar los niveles de colesterol en la sangre y puede proteger contra las enfermedades del corazón y circulatorias. La fibra insoluble favorece el correcto funcionamiento del intestino y puede ayudar a proteger contra enfermedades del sistema digestivo, incluyendo el cáncer. La vitamina C y las antocianidinas tiene poderosas propiedades antioxidantes y antiinfecciosas, se cree que ayudan a proteger al cuerpo contra las enfermedades.

Métodos de preparación y presentación: puede comerse al natural en ensaladas de frutas, etc., o cocinado en pays de frutas y pudines. También están disponibles enlatados.

Desventajas: no se ha reportado ninguna hasta el momento.

Frambuesa roja

Descripción: moras de color rojo brillante del árbol Serbal de los cazadores, o serbal silvestre, que crece en regiones altas de Gran Bretaña. Se usan para hacer una gelatina ácida para acompañar los platillos hechos con carnes pero también se usa con fines curativos en medicina naturista.

Propiedades: una excelente fuente de vitamina C. Las moras también contienen otras sustancias activas que se dice que favorecen la salud.

Beneficios para la salud: la vitamina C es esencial para la salud de los tejidos conectivos, los vasos sanguíneos, etc., estimula el sistema inmune y favorece la cicatrización de las heridas. Tiene propiedades antioxidantes y antiinfecciosas y puede ayudar a prevenir las infecciones virales comunes como los resfriados. En la medicina naturista, el jugo puede emplearse como astringente para hacer gárgaras para las irritaciones de garganta y la tonsilitis. Una infusión de la fruta puede darse como tratamiento para las hemorroides. En el siglo XIX las moras se daban como remedio contra el escorbuto.

Métodos de preparación y presentación: se usan para hacer gelatina para acompañar platillos hechos a base de carne y también para hacer vino y otras bebidas alcohólicas.

Desventajas: no se ha reportado ninguna hasta el momento.

Frambuesas

Descripción: frutas conocidas de color rosa brillante. Crecen en los bosques de Escocia, pero muchas variedades se cultivan por toda Gran Bretaña, comercialmente y en los huertos. Las frambuesas cultivadas en los huertos caseros sólo están disponibles en los meses de verano pero la fruta importada está en los supermercados todo el año. Se usan en medicina naturista.

Propiedades: excelente fuente de azúcar natural, vitaminas (en especial C, B_9 y E), minerales (ricas en potasio) y flavonoides naturales, llamados antocianidinas. También contienen un poco de fibra.

Beneficios para la salud: proporcionan energía inmediata. Proporcionan vitaminas y minerales que participan en las funciones metabólicas, mantenimiento de los tejidos como los vasos sanguíneos y el funcionamiento del sistema nervioso. La vitamina C tiene actividad natural antioxidante y antiinfecciosa y puede ayudar a prevenir las infecciones virales comunes como los resfriados. Las antocianidinas y la vitamina E son poderosos antioxidantes y se cree que ayudan a proteger contra varias enfermedades, posiblemente incluyen algunos tipos de cáncer. Para lograr máximos beneficios a la salud, es mejor comer las frambuesas frescas. En medicina naturista, el jugo de frambuesa (o el vinagre de frambuesa) se usa para tratar los padecimientos digestivos y para "limpiar" el sistema digestivo, para aliviar las irritaciones de garganta y las enfermedades con fiebre y para tratar las infecciones del tracto urinario como la cistitis. Las hojas pueden emplearse como cataplasmas para las heridas menores.

Métodos de preparación y presentación: a menudo se comen frescas o como cubiertas de postre. Las frambuesas pueden añadirse a las ensaladas de frutas o cocinarse levemente para hacer mermeladas caseras o comerciales. También se encuentran disponibles enlatadas (en donde se reduce el nivel de vitamina C) y congeladas en cajas. Las frambuesas congeladas (aunque se ponen suaves al descongelarse) no pierden su contenido vitamínico.

Desventajas: no se ha reportado ninguna hasta el momento.

Fresas

Descripción: frutos populares que se asocian a los días soleados de verano. Múltiples variedades de fresas crecen en la mayor parte de Gran Bretaña y también se importan. Están disponibles en lata y son muy utilizadas en la fabricación de alimentos. Las fresas han sido reconocidas por sus propiedades curativas en la medicina naturista.

Propiedades: fuente de azúcar natural y excelente de vitamina C. Son bajas en calorías.

Beneficios para la salud: la vitamina C es esencial para la salud del tejido conectivo, los vasos sanguíneos, ligamentos, etc., y favorece la cicatrización de las heridas; se cree que estimula el sistema inmune. Tiene actividad antioxidante y puede ayudar a proteger contra varias enfermedades incluyendo algunos tipos de cáncer. También protege contra infecciones virales, incluido el resfriado común. En la medicina naturista las fresas se usan para tratar la gota, los padecimientos y síntomas reumáticos, artríticos y la inflamación del ojo. Se emplean para quitar manchas de los dientes al frotarlos con fresas, en el rostro alivian las quemaduras de sol, y también se emplean para refrescar y blanquear la piel.

Métodos de preparación y presentación: se comen al natural o se usan como cubierta en postres. También pueden ser ligeramente cocidas con otras frutas.

Desventajas: una relativamente común causa de alergia como urticaria. Las fresas contienen salicilatos, las personas que no pueden tomar aspirinas (que contienen el compuesto relacionado ácido salicílico) deben evitarlas. Las finas semillas al exterior de las fresas puede provocar irritación en las personas que sufren de colitis, y padecimiento relacionados con el intestino.

Frijol Borlotti (pinto)

Descripción: del grupo de las legumbres, los frijoles borlotti son rosáceos, moteados, son muy utilizados en la cocina italiana.

También crecen en el sur de Europa, África y Taiwan y tienen un sabor suave y terroso.

Propiedades: excelente fuente de proteína vegetal, fibra, almidón, vitaminas (en especial del grupo B) y minerales (en particular hierro y manganeso).

Beneficios para la salud: una fuente útil de proteína para vegetarianos, cuando se combinan con cereales, granos, frutos secos, etc. La fibra insoluble de los frijoles favorece la salud del intestino y ayuda a prevenir el estreñimiento, la diverticulitis y, posiblemente el cáncer. La fibra soluble ayuda a bajar el colesterol en la sangre y protege contra las enfermedades cardiacas y circulatorias. El almidón proporciona energía de lenta liberación constante, lo que evita las elevaciones de azúcar en la sangre, y es útil en la prevención y control de la diabetes mellitus. Las vitaminas y minerales tienen funciones de amplio rango esenciales para la prevención de enfermedades, incluyendo la actividad antioxidante.

Métodos de preparación y presentación: deben lavarse y sumergirse en agua fría antes de cocinarse para luego hervirse por 40 minutos. Los frijoles pintos pueden usarse en cocidos, asados, con pastas y ensaladas frías.

Desventajas: pueden provocar gases.

Frijol común

Descripción: los frijoles rojos son de los más populares de las leguminosas y son nativos de América Central y del Sur, aunque se cultivan en climas cálidos de todo el mundo. Las variedades blancas y negras de estos frijoles también están disponibles pero se emplean con menos frecuencia.

Propiedades: una excelente fuente de proteína vegetal, almidón, fibra soluble e insoluble, vitaminas (del grupo B) y minerales (en particular potasio, hierro, zinc, magnesio, y manganeso). Son bajos en grasa.

Beneficios para la salud: proporcionan proteínas valiosas para los vegetarianos (cuando se combinan con otras proteínas vegetales) para la reparación y crecimiento de los tejidos. La fibra ayuda a bajar los niveles de colesterol en la sangre y puede proteger contra enfermedades cardiacas y circulatorias. La fibra insoluble favorece la correcta función del intestino y ayuda a protegerlo contra enfermedades del sistema digestivo, incluido el cáncer. El almidón proporciona energía de lenta liberación, ayuda a evitar las elevaciones de glucosa en la sangre, el cual es útil en el control y la prevención de la diabetes. Los frijoles proporcionan vitaminas, minerales esenciales para muchos procesos metabólicos, para la salud de los órganos y tejidos y para la prevención de enfermedades.

Métodos de preparación y presentación: los frijoles secos deben lavarse y sumergirse por la noche en agua fría, enjuagarse, para después hervirse rápidamente durante 15 minutos y posteriormente a fuego lento por una hora aproximadamente. Los frijoles comunes contienen una sustancia potencialmente tóxica que puede causar intoxicación y ésta debe destruirse al hervirlos rápidamente y después bajar la flama. Los frijoles cocidos son ampliamente usados en la cocina de todo el mundo, por ejemplo, en guisados, ensaladas, currys, sopas, pastas y platillos de carnes. Los frijoles (en salmuera) son un sustituto popular para la variedad de frijoles secos.

Desventajas: pueden provocar gases. Los frijoles enlatados pueden ser altos en sales y azúcares.

Frijol de soya

Descripción: probablemente la leguminosa más conocida y versátil, pero para los productos alimenticios hechos con frijol más que los mismos frijoles. Los frijoles de soya son muy usados en muchos alimentos procesados, desde comidas vegetarianas listas para comer hasta leche para bebés. Los frijoles son de color amarillo cremoso, y ligeramente aceitosos cuando están cocidos.

Propiedades: buena fuente de proteína de alta calidad, contiene aminoácidos necesarios, a diferencia de la mayoría de las leguminosas. Son también excelente fuente de almidón, vitaminas (del grupo B, B_6, B_9 y E), minerales (potasio, hierro, fósforo, manganeso, y magnesio) y fitoquímicos incluyendo estrógenos vegetales.

Beneficios para la salud: proporciona proteínas para el crecimiento y reparación de los tejidos. El almidón proporciona energía de lenta liberación, lo que evita las elevaciones de glucosa en la sangre, y por lo tanto es útil para el control y la posible prevención de la diabetes. La fibra insoluble favorece el buen funcionamiento del intestino y puede ayudar a proteger contra enfermedades del sistema digestivo, incluido el cáncer. La fibra soluble ayuda a bajar los niveles de colesterol en la sangre y puede ayudar a proteger contra enfermedades circulatorias y del corazón. Los frijoles de soya proporcionan vitaminas y minerales esenciales en muchas funciones metabólicas y el mantenimiento de los tejidos y los órganos. La vitamina E tiene actividad antioxidante y puede ayudar a proteger contra varias enfermedades, incluido el cáncer. Los fito-estrógenos en los frijoles de soya puede ayudar a proteger a las mujeres contra el cáncer de mama y otros tipos de cáncer y puede ayudar a aliviar los síntomas de la menopausia. También pueden ayudar a reducir el riesgo de osteoporosis.

Métodos de preparación y presentación: los frijoles deshidratados deben enjuagarse y sumergirse en agua toda la noche en agua antes de cocinarse hirviéndolos por una o dos horas. Pueden usarse en varios platillos vegetarianos y otros platillos. Los productos hechos con frijol de soya incluyen harina, leche, aceite, queso de soya, tofu, salsa de soya, hamburguesas vegetarianas, salchichas, carne molida y paté. Los productos de soya pueden ser una fuente valiosa de productos que sustituyen a los hechos con leche de vaca.

Desventajas: una causa común de migrañas y alergia. Muchos alimentos precocinados hechos con soya son altos en sales.

Frijol ful medames

Descripción: pequeños frijoles secos de color marrón de forma esférica que crecen en el Oriente Medio. Son un miembro raro del grupo de las leguminosas. Tienen un sabor agradable y terroso.

Propiedades: excelente fuente de proteínas, almidones, fibra soluble e insoluble, vitaminas (en especial del grupo B) y minerales (incluido el hierro, potasio, manganeso, fósforo y magnesio).

Beneficios para la salud: proporciona proteínas valiosas (cuando se combinan con proteínas de otras fuentes vegetarianas) para la reparación y crecimiento de los tejidos. La fibra soluble ayuda a bajar los niveles de colesterol en la sangre y puede proteger contra las enfermedades del corazón y circulatorias. La fibra insoluble favorece el correcto funcionamiento del intestino y ayuda a protegerlo de enfermedades, entre las que se incluye el cáncer. El almidón proporciona energía de lenta liberación, lo que evita las elevaciones de glucosa en la sangre, y por lo tanto es útil en la prevención y control de la diabetes. Las vitaminas y minerales realizan muchas funciones esenciales en el cuerpo y están involucradas en la prevención de enfermedades.

Métodos de preparación y presentación: los frijoles deben lavarse y sumergirse en agua por varias horas, después hervirse en agua aproximadamente por una hora. Se usan en estofados, currys y platillos del Oriente Medio.

Desventajas: pueden provocar gases.

Frijol pinto

Descripción: frijoles secos alargados de color cremoso con puntos rojizos. Son una de las leguminosas más populares en los Estados Unidos (donde los frijoles se cultivan) y en Latinoamérica. Son de color rosáceo con un sabor terroso cuando se cocinan.

Propiedades: altos en fibra. También son buena fuente de proteína vegetal, almidón, vitaminas (en especial del grupo B y E) y minerales (hierro, manganeso, fósforo, magnesio y potasio).

Beneficios para la salud: proporcionan fibra soluble que ayuda a bajar los niveles de colesterol en la sangre y pueden proteger el corazón y la circulación. También proporciona fibra insoluble lo que favorece la buena función del intestino y puede ayudar a proteger el sistema digestivo contra las enfermedades, incluido el cáncer. Los frijoles son útil fuente de proteínas (en especial cuando se combinan con otras proteínas vegetales) para el crecimiento y reparación de los tejidos. Proporcionan almidón para liberación constante de energía, lo que evita las elevaciones de glucosa en la sangre y por lo tanto son útiles en el control y prevención de la diabetes. Proporciona vitaminas y minerales que están involucrados en las funciones metabólicas, el mantenimiento de la salud y prevención de enfermedades.

Métodos de preparación y presentación: los frijoles pintos deben lavarse y sumergirse en agua por varias horas o por la noche, antes de cocinarlos en agua fresca por aproximadamente una hora. Pueden usarse en una variedad de platillos salados como guisados, cocidos y sopas.

Desventajas: pueden provocar gases.

Frijoles adzuki

Descripción: frijol pequeño, rojo y seco, perteneciente al grupo de las legumbres. Crecen en China y Tailandia. Se usan en la cocina oriental, en platillos dulces y salados.

Propiedades: son buena fuente de proteína vegetal, almidón, fibra soluble e insoluble. Contienen vitaminas (en especial del grupo B y E) y minerales (en particular hierro) y son extremadamente bajos en grasa.

Beneficios a la salud: son la principal fuente de proteínas útiles para los vegetarianos cuando se combinan con otros alimentos de base vegetal (por ejemplo, cereales, granos enteros y nueces). El alto contenido de fibra no soluble favorece los hábitos regulares en el intestino. El alto contenido de fibra soluble puede ayudar a bajar los niveles de colesterol. El contenido de almidón ofrece energía útil de lenta liberación, lo que evita las elevaciones de glucosa sanguínea, que es útil en el control y posiblemente prevención de la diabetes. El contenido de almidones bajos en grasa y altos en fibra significa que pueden ser consumidos libremente sin riesgo de ganar peso. Contienen vitaminas y minerales que son esenciales para la buena salud.

Métodos de preparación y presentación: ver LEGUMBRES. Los frijoles adzuki son ideales en platillos de curry y arroz, y pueden usarse como sustitutos de carne molida para platillos vegetarianos, como la lasaña.

Desventajas: pueden provocar gases.

Frijoles de ojo negro

Descripción: una de las más populares de las legumbres, los frijoles de ojo negro son pequeños, de color beige, de forma parecida a un riñón, secos, con una marca negra distintiva en el centro u ojo. Crecen en muchos países con climas calientes, en especial en China, el sur de Estados Unidos y África, y tienen un agradable sabor terroso.

Propiedades: una valiosa fuente de proteínas vegetales, almidones y fibra soluble e insoluble. Son una fuente excelente de vitaminas B (excepto B_{12}) y minerales (en particular manganeso y fósforo pero también hierro, magnesio y zinc).

Beneficios para la salud: puede llenar las necesidades proteínicas de los vegetarianos cuando se combinan con cereales, granos, nueces, etc. Los frijoles de ojo negro contienen vitaminas y minerales que son esenciales para muchas funciones corporales, el mantenimiento de la salud y la protección contra las enfermedades. La fibra insoluble promueve la correcta función del intestino y puede protegerlo contra el cáncer. También es útil para bajar los niveles de colesterol y se cree que protege contra las enfermedades cardiacas y circulatorias. El almidón proporciona energía de lenta liberación, evitando las elevaciones de glucosa en la sangre, lo que es útil en la prevención y control de la diabetes mellitus.

Métodos de preparación y presentación: los frijoles de ojo negro secos deben lavarse, luego sumergirse en agua fría por varias horas antes de cocinar. Después se hierven por aproximadamente 40 minutos. Los frijoles pueden usarse en una variedad de cocidos, estofados, currys, etcétera.

Desventajas: pueden provocar gases.

Frijoles Flageolet

Descripción: frijoles de color verde que se cosechan cuando están inmaduros; forman parte del grupo de las leguminosas.

Propiedades: excelente fuente de fibra soluble e insoluble, almidón, proteína vegetal, vitaminas (en especial del grupo B) y minerales (entre los que se incluye el hierro, fósforo, magnesio, potasio, y manganeso).

Beneficios para la salud: la fibra soluble ayuda a bajar los niveles de colesterol de la sangre y protege contra las enfermedades cardiacas y circulatorias. La fibra insoluble favorece el funcionamiento regular del intestino y lo protege de enfermedades, incluido el cáncer. El almidón proporciona energía de lenta liberación, que evita las elevaciones de azúcar en la sangre, y también es útil para controlar y proteger contra la diabetes. Los frijoles son una valiosa fuente de proteínas (cuando se comen con otras proteínas vegetales) para la reparación y crecimiento de los tejidos. Proporcionan vitaminas y minerales esenciales y están involucrados en muchos procesos metabólicos y en la conservación de la salud.

Métodos de preparación y presentación: deben sumergirse por varias horas o toda la noche, y luego se hierven en agua fresca por aproximadamente 45 minutos. Los frijoles Flageolet se comen fríos en ensaladas o calientes en una variedad de platillos salados.

Desventajas: pueden provocar gases.

Frijoles mungo

Descripción: frijoles pequeños, redondos de color verde que pertenecen a la familia de las leguminosas. Son nativos de India pero se cultivan en climas cálidos. Son tan populares como el germen de soya.

Propiedades: buena fuente de proteína vegetal, proteínas, almidón, y fibra soluble e insoluble, vitaminas (en especial del grupo B) y minerales (en particular hierro, magnesio, fósforo y manganeso).

Beneficios para la salud: proporciona un aporte proteínico completo (cuando se combina con otras proteínas vegetales) para la reparación y crecimiento de los tejidos. Proporcionan energía de lenta liberación, lo que evita las elevaciones de glucosa en la sangre, por lo que ayudan en el control y la posible prevención de la diabetes. La fibra soluble ayuda a bajar los niveles de colesterol y puede proteger contra las enfermedades del corazón y circulatorias. La fibra insoluble favorece el correcto funcionamiento del intestino y puede protegerlo contra enfermedades del sistema digestivo, entre las que se incluye el cáncer. Las vitaminas y minerales participan de manera importante en el mantenimiento de la salud de los tejidos y órganos y en funciones metabólicas.

Métodos de preparación y presentación: deben ser presumergidos en agua fría por varias horas, luego se hierven en agua fresca por aproximadamente media hora. Los frijoles mungo pueden usarse en variedad de platillos salados, como los currys, guisados, sopas y cocidos.

Desventajas: pueden provocar gases.

Frutas

Descripción: uno de los alimentos naturales fáciles de llevar o tentempiés más valorados por sus nutrientes. Incluye numerosos tipos de frutas de varias partes del mundo. Todas las frutas son valiosas fuentes de energía, vitaminas, minerales y fibra. Los expertos de la salud recomiendan que un mínimo de cinco porciones de frutas y vegetales deban ser consumidas a diario, porque se cree que protegen contra muchas enfermedades, entre ellas el cáncer. (Ver descripciones individuales.) Los jugos de frutas producidos de manera comercial varían de acuerdo a la cantidad de procesos que hayan pasado y pueden tener un alto contenido de azúcares, aunque todos proporcionan valiosas cantidades de vitamina C. La mayoría de los nutriólogos están de acuerdo en que un vaso de jugo de frutas natural (bajo en azúcar) puede contarse como equivalente a una porción de frutas o vegetales.

Frutas cítricas

Descripción: frutos de árboles pertenecientes a la familia de los Citrus, incluidas las naranjas, toronjas, limones, limas, mandarinas, quinotos y variedades híbridas como las clementinas y uglis. Todos son excelentes fuentes de vitamina C, potasio, fibra soluble e insoluble y fructosa. Comer frutos cítricos y beber su jugo es una de las mejores maneras de obtener suficiente vitamina C. Ver descripciones individuales.

Frutos deshidratados

Descripción: variedad popular de frutas, incluidas las pasas de varios tipos, duraznos, higos, dátiles, etc. Todos se comen como botanas o se usan en repostería o cocina. Todos contienen nutrientes valiosos, la única desventaja es que por lo regular tienen un contenido alto en azúcar. Ver descripciones individuales.

Frutos secos

Descripción: los frutos secos tienen mucho uso en la fabricación de alimentos procesados y caseros, también se consumen como botana. Todos proporcionan proteínas, vitaminas (en especial B_1, B_3 y E) y minerales (hierro, potasio, fósforo y cobre). Son altos en grasas (del tipo insaturada) y calorías, además proporcionan ácidos grasos esenciales. Pueden constituir un peligro de ahogamiento y pueden provocar alergia. Los tipos más comunes de frutos secos son las almendras, las nueces de Brasil, la nuez de la India, las castañas, avellanas, pecanas, pistaches y nueces. Ver descripciones individuales.

Ganso

Descripción: fue un ave popular para la cena de Navidad pero ahora se le ha reemplazado por el pavo. El ganso de corral ahora es una especialidad rara.

Propiedades: excelente fuente de proteínas, vitaminas (en especial del grupo B —contiene dos veces la cantidad de vitamina B_6 y tres veces más B_2 que el pollo) y minerales (hierro, potasio, fósforo). Es alto en grasas pero la mayoría de ellas insaturadas.

Beneficios para la salud: proporciona proteínas esenciales para el crecimiento y reparación de los tejidos, y vitaminas y minerales involucrados en las funciones metabólicas vitales y en la salud de los órganos y tejidos.

Métodos de preparación y presentación: por lo regular se asa en un trébede que se eleva sobre una bandeja contenedora para que drene la grasa. El ganso por lo regular se come con salsa y vegetales.

Desventajas: es alto en calorías, es mejor comerlo ocasionalmente.

Garam masala

Descripción: mezcla de especias que se usan en la cocina oriental. La composición varía pero puede incluir cilantro y comino molidos, semillas de cardamomo, y pimienta molida. Estas especias también tienen usos medicinales en el naturismo. Ver descripciones individuales.

Garbanzos

Descripción: redondos, de color blanco cremoso, con una pequeña protuberancia parecida a un rabo, son de las legumbres más populares. Tienen un ligero sabor parecido a la nuez y se ponen de color dorado intenso cuando se cuecen. Los garbanzos se usan mucho en la cocina asiática, del Medio Oriente y mediterránea.

Propiedades: una excelente fuente de fibra, proteína vegetal, almidón, vitaminas (en especial del grupo B y E) y minerales (en particular magnesio, hierro, fósforo y manganeso).

Beneficios para la salud: proporcionan proteínas valiosas para los vegetarianos (cuando se combinan con cereales, nueces, granos, etc.) contienen fibra insoluble que favorece la correcta función del intestino y lo protege contra el cáncer. También proporcionan fibra insoluble que ayuda a remover el colesterol de la sangre y por lo tanto protege de las enfermedades circulatorias y cardiacas. Los garbanzos proporcionan energía de lenta liberación lo que evita las elevaciones de glucosa en la sangre, útil en la prevención de la diabetes. Contienen vitaminas y minerales esenciales para muchas funciones metabólicas y que protegen contra enfermedades y padecimientos.

Métodos de preparación y presentación: deben lavarse, remojarse por varias horas y luego hervirse en agua fresca por alrededor de 45 minutos a una hora. Es común agregar los garbanzos a platillos condimentados y currys, también se usan en dips y pastas para untar, como el hummus. También se venden enlatados y ya cocidos, pero en esta presentación tienden a ser altos en sal. Se venden en platillos vegetarianos preparados.

Desventajas: pueden provocar gases.

Germen de soya

Descripción: los brotes blancos de varias leguminosas secas como los frijoles, que por lo regular se cosechan y se consumen pocos días antes de que germinen. La mayoría de los tipos de leguminosa o legumbres pueden ser germinados, y los más conocidos son los frijoles mungo, adzuki, los garbanzos, frijol de soya y germen de alfalfa. Las legumbres pueden germinar con facilidad en casa o sumergiéndolas en agua tibia y luego colocándolas en algodón o lana húmeda y colocarlas en contenedores en un lugar tibio y oscuro.

Propiedades: excelente fuente de vitaminas (en especial C y vitaminas B) y minerales, que proporcionan aminoácidos, azúcares y grasas simples en formas listas para digerir. También contienen carotenos.

Beneficios para la salud: ofrece muchos elementos nutricionales que protegen y vitales para la buena salud. Pueden ayudar a prevenir enfermedades que van de las infecciones hasta algunas formas de cáncer.

Métodos de preparación y presentación: pueden consumirse frescos en ensaladas, salteados, como en la cocina china o agregados al final de cocinar sopas, etc.

Desventajas: algunas personas que sufren de lupus pueden estar en riesgo de una reacción alérgica al germen de soya. Algunos expertos en nutrición creen que las quejas hechas con respecto al germen de trigo son exageradas.

Granadas

Descripción: frutas exóticas del árbol nativo de Asia pero que es ampliamente cultivado. Las frutas son de color rojo claro, de aproximadamente el tamaño de una manzana, y tienen una corteza dura. La pulpa es de color rojo brillante, dulces, suculentas, la forman numerosas semillas apiñadas.

Propiedades: excelente fuente de azúcar natural, fibra (de las semillas), vitaminas (en especial C), minerales (potasio) y flavonoides.

Beneficios para la salud: proporcionan energía inmediata. La fibra soluble ayuda a bajar los niveles de colesterol en la sangre y protege contra las enfermedades del corazón y de la circulación. La fibra insoluble favorece el sano funcionamiento del intestino y puede ayudar a prevenir enfermedades del sistema digestivo, entre las que se incluye el cáncer. La vitamina C tiene propiedades antiinfecciosas y antioxidantes y se cree que estimula el sistema inmune y posiblemente protege contra infecciones virales como el resfriado común. Los flavonoides son antioxidantes naturales que pueden ayudar a prevenir enfermedades como algunos tipos de cáncer.

Métodos de preparación y presentación: por lo regular se comen al natural. Las granadas se procesan comercialmente como ingrediente de jugos frutales.

Desventajas: no se ha reportado ninguna hasta el momento.

Grosella negra

Descripción: pequeña mora de color morado oscuro con sabor y fragancia característicos. Los arbustos de grosellas crecen tanto en jardines caseros como en cultivos. La fruta tiene usos culinarios y medicinales.

Propiedades: una de las fuentes más concentradas de vitamina C. Las grosellas negras contienen otras vitaminas, minerales y flavonoides, especialmente antocianidinas.

Beneficios para la salud: la vitamina C es vital para la buena salud. Tanto la vitamina C como las antocianidinas tienen una actividad antioxidante poderosa. Las grosellas negras tienen propiedades antiinfecciosas y antiinflamatorias y su jugo se usa para el tratamiento de dolores de garganta. También se usan en la medicina tradicional en tés herbales y como remedio para la fiebre y la diarrea. Las grosellas negras pueden ayudar a proteger contra una variedad de enfermedades, incluyendo algunos tipos de cáncer.

Métodos de preparación y presentación: pueden comerse crudas, pero por lo regular se cuecen con o sin otras frutas para usarlas en pays y pudines. Las grosellas negras también se usan en casa y en la fabricación de mermeladas comerciales. Los usos de este tipo incluyen mermeladas, jugos de fruta y postres.

Desventajas: no se ha reportado ninguna hasta el momento.

Grosellas

Descripción: moras doradas, pequeñas, redondas, rodeadas de una cáscara de color naranja delgada como un papel. Importadas del extremo Oriente.

Propiedades: buena fuente de vitaminas (en especial C y A), minerales (incluido el potasio), beta caroteno (carotenos) y fructosa (azúcar natural).

Beneficios para la salud: útil fuente inmediata de energía. La grosella contiene vitaminas y minerales esenciales para la buena salud y la prevención de enfermedades. También contiene potentes antioxidantes y tiene propiedades diuréticas que pueden ayudar a disolver los cálculos renales.

Métodos de preparación y presentación: se come fresca, pero a menudo se cuece o se usa en conserva.

Desventajas: no se ha reportado ninguna hasta el momento.

Grosellas espinosas

Descripción: frutos esféricos verdes o rosáceos, los cubre una pelusa suave, crecen en arbustos espinosos. Se cultivan mucho en toda Gran Bretaña, con propósitos culinarios y usos medicinales en el naturismo.

Propiedades: una excelente fuente de vitaminas (en especial C), minerales, fibra soluble y contiene un poco de azúcar natural. Son bajos en calorías.

Beneficios para la salud: la vitamina C tiene propiedades antioxidantes y es posible que antiinfecciosas, se cree que ayuda a prevenir las enfermedades y que está involucrada en las funciones metabólicas vitales. La fibra soluble ayuda a bajar los niveles de colesterol en la sangre, y pueden proteger al corazón y la circulación. Las grosellas espinosas son una fuente de energía inmediata. En el naturismo se usan para tratar la inflamación y la fiebre. Las hojas también se usan para tratar los cálculos de los riñones y se emplea como tónico para los adolescentes.

Métodos de preparación y presentación: por lo regular no se comen crudas, se cuecen con azúcar para postres, pays, o se usa para hacer mermeladas.

Desventajas: las frutas son ácidas, lo que en ocasiones puede causar indigestión en personas susceptibles.

Grosellas rojas

Descripción: moras pequeñas, de color rojo-rosado brillante, que nacen de racimos en los arbustos y son de la familia de las grosellas negras. Crecen con menos frecuencia que las grosellas negras y no están disponibles con frecuencia, aunque se pueden cultivar en huertos o jardines. Se cultivan comercialmente y se usan para hacer jalea de grosella roja —un acompañamiento tradicional para la carne.

Propiedades: buena fuente de azúcar natural, fibra, vitaminas (rica en C) y minerales (excelente para potasio y hierro). Las grosellas rojas también contienen flavonoides (antocianidinas).

Beneficios para la salud: proporcionan energía inmediata y vitaminas y minerales que participan en actividades metabólicas y en el mantenimiento de la salud de tejidos y órganos, incluidos los vasos sanguíneos y el sistema nervioso. La vitamina C tiene actividad antioxidante y antiinfecciosa, estimula la cicatrización de las heridas y ayuda a proteger contra infecciones virales comunes como los resfriados. Los flavonoides naturales en las grosellas rojas también tienen actividad antioxidante y protegen contra varias enfermedades, entre las que se incluyen algunos tipos de cáncer. La fibra soluble ayuda a bajar los niveles de colesterol en la sangre y puede proteger el corazón y la circulación. La fibra insoluble favorece el sano funcionamiento del intestino y ayuda a proteger el sistema digestivo contra enfermedades, incluido el cáncer.

Métodos de preparación y presentación: puede comerse crudo pero su sabor ácido provoca que en ocasiones se cuezan levemente con azúcar. Se usan principalmente para hacer gelatinas y jaleas.

Desventajas: no se ha reportado ninguna hasta el momento.

Guayaba

Descripción: fruta tropical, exótica nativa de América del Sur, se cultiva con regularidad en climas cálidos. La fruta tiene forma aperada o redonda con piel verde o amarilla. La pulpa de la guayaba es dulce con un sabor fuerte y ácido, tiene una esencia aromática característica.

Propiedades: buena fuente de azúcar natural, fibra soluble y es una fuente rica de vitamina C y potasio. Las guayabas también contienen otras vitaminas y minerales. Una guayaba proporciona más de la cantidad recomendada de vitamina C.

Beneficios para la salud: proporciona energía inmediata y fibra soluble que ayuda a bajar los niveles de colesterol en la sangre y protege con las enfermedades del corazón y circulatorias. La vitamina C realiza funciones esenciales dentro del cuerpo y tiene propiedades antioxidantes y antiinfecciosas, lo que ayuda a proteger contra enfermedades. El potasio de igual forma realiza un papel vital dentro del cuerpo, en donde se incluye su participación en el correcto funcionamiento del sistema nervioso.

Métodos de preparación y presentación: es común que se corte a la mitad para retirarle las semillas y comerse fresca. Las semillas son muy duras y pueden ser retiradas pero su contenido de nutrientes y fibra es alto así que es mejor comerlas también.

Desventajas: no se ha reportado ninguna hasta el momento.

Haba

Descripción: leguminosa bastante grande, de color verde. Es producto de una vaina larga y con una suave pelusa. Vegetal común de los jardines de Gran Bretaña y de algunos otros países.

Propiedades: buena fuente de proteína vegetal, almidón, fibra soluble, vitaminas (en especial B_3, C y E) y minerales (incluyendo fósforo y hierro). Buena fuente de beta caroteno (carotenos) precursor de la vitamina A.

Beneficios para la salud: proporciona valiosas proteínas vegetales y fibra soluble que fomenta un sano funcionamiento del intestino; protege contra las enfermedades cardiacas y circulatorias debido a que ayuda a bajar los niveles de azúcar en la sangre. Las habas contienen vitaminas y minerales esenciales para la salud y la prevención de enfermedades, y beta caroteno, un antioxidante extremadamente importante.

Métodos de preparación y presentación: las habas tiernas pueden hervirse en sus vainas. Por lo regular, las habas desenvainadas se sirven como vegetales o añadidas a sopas y cocidos. La piel del haba puede ser un poco dura y a veces es preferible removerla antes de comerlas.

Desventajas: puede causar favismo —un padecimiento hereditario muy común en la población del Mediterráneo— que se caracteriza por una anemia hemolítica severa (destrucción de los glóbulos rojos). Las personas que tienen este padecimiento son sensibles a la vicina, que se encuentra en las habas, debido a la ausencia genética de cierta enzima involucrada en el metabolismo de la glucosa. Algunas medicinas que combaten la malaria pueden desencadenar el favismo. Las habas también pueden desencadenar una crisis de hipertensión (repentina elevación de la presión sanguínea) en las personas susceptibles que tomen inhibidores de la monoamina oxidasa (IMAOs), un tipo de antidepresivos.

Habas grandes

Descripción: del grupo de las leguminosas. Son de tamaño grande, de color blanco crema, planas, crecen en Madagascar.

Propiedades: excelente fuente de proteína vegetal, almidón, fibra, vitaminas (en especial del grupo B) y minerales (incluyendo hierro, fósforo, magnesio, potasio y manganeso).

Beneficios para la salud: proporcionan proteína útil para los vegetarianos. Las habas grandes son una fuente de energía de lenta liberación, que evitan las elevaciones de los niveles de azúcar en la sangre, y son por lo tanto útiles en la prevención y control de la diabetes. La fibra soluble ayuda a bajar el colesterol en la sangre y reduce el riesgo de enfermedades cardiacas y circulatorias. La fibra insoluble favorece la sana función del intestino y puede ayudar a prevenir el cáncer. Contiene vitaminas y minerales esenciales para muchas funciones metabólicas y están involucradas en la prevención de enfermedades.

Métodos de preparación y presentación: las habas secas deben lavarse, sumergirse en agua fría, y luego hervirse en agua fresca aproximadamente por una hora y cuarto para que se cuezan.

Desventajas: pueden provocar gases.

Hierbas

Descripción: amplia variedad de plantas verdes con muchas hojas, éstas y las semillas se utilizan para añadir sabor a alimentos. También se usan comúnmente para curar en medicina naturista. Ver descripciones individuales.

Higos

Descripción: frutos de color rojizo y verde o negros del árbol del higo, que es nativo del Medio Oriente pero ampliamente cultivado desde tiempos antiguos. Están disponibles frescos y secos, y se usan con propósitos culinarios y medicina herbal.

Propiedades: excelente fuente de azúcar natural, fibra soluble e insoluble, vitaminas (incluida la C) y minerales (en particular potasio, magnesio, calcio y hierro). Todos los nutrientes se concentran más en los higos secos.

Beneficios para la salud: proporcionan energía inmediata, y fibra soluble que ayuda a bajar el colesterol de la sangre y puede ayudar a proteger contra las enfermedades cardiacas y circulatorias. La fibra insoluble favorece el funcionamiento del intestino y puede ayudar a prevenir enfermedades del sistema digestivo, incluido el cáncer. Los minerales están involucrados en funciones metabólicas esenciales y en la salud de los tejidos y órganos. Los higos tienen propiedades laxantes naturales y el jarabe de higos es un remedio bien conocido para evitar el estreñimiento. También se usan en la medicina tradicional para aliviar el catarro, y como cataplasma para úlceras de la boca, abscesos en los dientes, granos y carbuncos.

Métodos de preparación y presentación: se comen como fruta de estación y también se usa en panes, pasteles, pudines, etc.

Desventajas: los higos tienen alto contenido de azúcar y pueden causar caries. Deben comprarse de un establecimiento confiable porque es fácil que se contaminen con las toxinas del moho.

Hinojo (Florencia y de jardín)

Descripción: el hinojo Florencia es un bulbo de color verde blanquecino que se forma de una raíz desarrollada de la cual nacen tallo y hojas. El hinojo de jardín tiene raíces finas y verdes y hojas como plumas; se usa como hierba. Ambas variedades tienen un sabor anisado y producen semillas que se han usado desde tiempos antiguos en la medicina naturista.

Propiedades: buena fuente de fibra, vitaminas (en especial B_9), minerales y beta caroteno (precursor de la vitamina A). Es bajo en calorías.

Beneficios para la salud: contiene fibra que favorece el correcto funcionamiento del intestino y ayuda a prevenir enfermedades, entre las que se incluye el cáncer. El beta caroteno tiene poderosos antioxidantes que ayudan a proteger contra enfermedades. Las semillas son aromáticas y se usan para hacer una infusión o té para tratar problemas digestivos, por ejemplo, hinchazón por gases, cólicos y náuseas. El hinojo se usa como solución para aliviar el cólico de los bebés y se dice que en las madres que se encuentran en la etapa de lactancia favorece el flujo de la leche.

Métodos de preparación y presentación: el hinojo Florencia puede servirse lavado, picado, en ensaladas crudas y hervido o cocido a fuego lento como vegetal de guarnición. Las hojas se usan para agregarle sabor a los platillos de pescado y a las salsas.

Desventajas: se dice que estimula la menstruación por lo que debe evitarse en las mujeres embarazadas.

Hojas de laurel

Descripción: hojas del árbol del laurel —crece en países mediterráneos— se usa seco o fresco como hierba y para propósitos medicinales.

Propiedades: contiene sustancias activas, aromáticas que le proporcionan un sabor peculiar.

Beneficios para la salud: puede actuar como tónico y estimulante para acelerar la digestión perezosa.

Métodos de preparación y presentación: enteras, secas (deben removerse antes de servir el platillo), pueden usarse para añadir sabor a estofados, cocidos, etc. Las hojas de laurel trituradas son un ingrediente de la mezcla de hierbas llamada bouquet garni.

Desventajas: no se ha reportado ninguna hasta la fecha.

Hueva de pescado

Descripción: órganos reproductivos de ciertas especies de pescados, usualmente de bacalao. La hembra y el macho contienen huevos.

Propiedades: buena fuente de proteína, vitaminas (incluye B_{12}), minerales (hierro) y ácidos grasos omega 3. La hueva de pescado es alta en colesterol.

Beneficios para la salud: proporciona proteína para el crecimiento y reparación de los tejidos. Las vitaminas y minerales que se encuentran en la hueva de pescado participan en las funciones metabólicas vitales y son esenciales para la buena salud. Los ácidos grasos omega 3 del tipo que se hallan en la hueva protegen al corazón y la circulación y reducen el riesgo de desarrollar enfermedades serias como la arterioesclerosis, ataques al corazón y apoplejías.

Métodos de preparación y presentación: la hueva de macho ya se vende cocida o ahumada. La hueva se cocina al hervirse y puede cortarse en rebanadas y freírse.

Desventajas: alta en colesterol y por lo tanto puede no ser adecuada para aquellos con altos niveles de colesterol.

Huevo

Descripción: los huevos de gallina son un alimento popular, barato y nutritivo, se usan regularmente en la cocina casera y comercial. La mayoría de los huevos vienen de gallinas criadas de forma intensiva pero los huevos de gallinas "de campo libre" se vuelven cada vez más populares y disponibles.

Propiedades: excelente fuente de proteínas, vitaminas y minerales debido a que están diseñados para nutrir al pollo en desarrollo. Los huevos son altos en grasas (en su mayor parte insaturadas) y colesterol.

Beneficios para la salud: contienen muchos nutrientes que son esenciales para la buena salud y la prevención de las enfermedades. Constituyen un excelente alimento tanto para niños como para adultos, y son en especial útiles para los vegetarianos.

Métodos de preparación y presentación: pueden hervirse, escalfarse, freírse y prepararse revueltos. Se usan mucho en pasteles, pudines, platillos salados y alimentos procesados.

Desventajas: pueden desencadenar alergias. Algunos huevos contienen la bacteria salmonella que es la causa común de intoxicación por alimentos. La salmonella se destruye con el calor, así que los huevos deben siempre cocinarse muy bien y los platillos que contengan huevo crudo deben evitarse. Su alto contenido de colesterol ha causado preocupación. Sin embargo, la relación entre los altos niveles de colesterol y la dieta no es directa debido a que el colesterol se fabrica dentro del cuerpo. Los expertos recomiendan la ingesta de 4 a 10 huevos por semana (de todas las fuentes dietéticas). Las personas que tienen los niveles de colesterol elevado deben buscar supervisión médica en su dieta.

Jalea real

Descripción: sustancia cremosa producida por las glándulas salivales de las abejas que alimentan exclusivamente a unas cuantas larvas destinadas a ser abejas reinas. Estas abejas crecen al doble de su tamaño y pueden vivir alrededor de seis años en comparación con el promedio de vida de seis semanas de una abeja trabajadora. Por esta razón, la jalea real ha sido catalogada como una sustancia milagrosa que puede sanar y ayudar en un gran número de padecimientos humanos. No hay, sin embargo, bases científicas para estas afirmaciones. La jalea real está disponible como un suplemento alimenticio, como líquido o como cápsulas, y también se usa como ingrediente en productos para la piel.

Propiedades: contiene vitaminas (grupos B y C), minerales (potasio, sodio y hierro) y aminoácidos y ácidos grasos, en cantidades pequeñas.

Beneficios para la salud: en medicina naturista, la jalea real puede usarse para tratar un gran número de padecimientos, entre los que se encuentran la falta de energía, encefalomielitis miálgica (EM), artritis, padecimientos de la piel, arterioesclerosis (endurecimiento de las arterias), anemia, hipertensión y depresión. Muchas personas afirman sentirse mejor y notar mejorías después de tomar la sustancia, aunque hasta el momento no hay evidencia científica para apoyar estas afirmaciones.

Métodos de preparación y presentación: no aplica.

Desventajas: no se ha reportado hasta el momento, pero el costo de la jalea real es alto.

Jengibre

Descripción: raíz de una planta nativa de Asia, con forma de mango o palanca, se cultiva en las Antillas y África. Se usa en la cocina ya sea como lonjas de la raíz fresca o seca y molida como una especia de color rojo. Tiene un sabor característico levemente picante. El jengibre también se usa para curar en medicina naturista.

Propiedades: contiene muchas sustancias activas y tiene un aceite aromático volátil.

Beneficios para la salud: se usa para aliviar la náusea, indigestión, gases, cólicos y diarrea. El té de jengibre ayuda a aliviar los síntomas del resfriado y la fiebre, y alivia la congestión nasal. Puede acelerar la circulación y el funcionamiento del hígado. El jengibre masticado puede aliviar el dolor de muelas.

Métodos de preparación y presentación: la raíz fresca se usa como saborizante en platillos picantes y dulces. Por lo regular se usa seco y molido en postres y repostería, por ejemplo, pasteles, galletas, pudines. El jengibre es regularmente utilizado de forma comercial y también para hacer licores de frutas sin alcohol, cerveza de jengibre u vino de jengibre.

Desventajas: no se ha reportado ninguna hasta el momento.

Jugo de carne (concentrado de carne)

Descripción: líquido que se obtiene de hervir la carne de res, tradicionalmente se usa como alimento nutritivo para los convalecientes y como base para sopas, cocidos y asados.

Propiedades: contiene muchos de los nutrientes que presenta la carne.

Beneficios para la salud: contiene nutrientes, vitaminas y minerales benéficos que protegen la salud, en forma digerible.

Métodos de preparación y presentación: ver Descripción arriba.

Desventajas: puede contener grasas saturadas pero éstas pueden retirarse si el líquido se deja enfriar antes de usarlo.

Kiwi

Descripción: fruto de la parra nativo de China pero adoptado y hecho popular por los cultivadores de Nueva Zelanda. Los frutos ovalados del tamaño de un huevo, tienen la piel de color marrón y llena de pelusa gruesa, encierra una pulpa verde con una línea de semillas negras que rodean al corazón duro. La fruta tiende a ser dulce pero tiene también un sabor ácido.

Propiedades: buena fuente de azúcar natural, fibra soluble, vitaminas (C), y minerales (en especial potasio).

Beneficios para la salud: proporciona energía inmediata. La fibra soluble ayuda a bajar los niveles de colesterol de la sangre y protege contra las enfermedades circulatorias y cardiacas. Una fruta proporciona más del requerimiento diario de vitamina C que realiza funciones metabólicas vitales y tiene propiedades antioxidantes y antiinfecciosas y protege contra las enfermedades. El potasio tiene importantes funciones dentro del cuerpo, incluyendo su participación en el funcionamiento del sistema nervioso.

Métodos de preparación y presentación: se come natural o como acompañamiento en platillos dulces como el pay de queso, etc.

Desventajas: la piel puede provocar picazón en las personas con pieles sensibles.

Langosta

Descripción: crustáceo de tamaño grande de color azul oscuro con partes marrones cuando está vivo pero se torna anaranjado rojizo cuando se cocina. Se captura en aguas rocosas de las costas.

Propiedades: una excelente fuente de proteína, vitaminas (en especial B_{12} y también otras vitaminas), minerales (selenio, zinc, yodo, calcio, y magnesio). La langosta contiene pequeñas cantidades de ácidos grasos esenciales.

Beneficios para la salud: proporciona proteína que es esencial para el crecimiento y reparación de los tejidos, y vitaminas y minerales que participan en las funciones metabólicas, la salud de los órganos y tejidos, así como en la prevención de las enfermedades. El selenio tiene una poderosa actividad antioxidante y se cree que protege contra enfermedades incluido el cáncer. Los ácidos grasos esenciales protegen al corazón y la circulación.

Métodos de preparación y presentación: la langosta se cocina hirviéndola. La coraza y las tenazas se abren para extraer la carne comestible. A menudo se sirve con la carne acomodada de nuevo en la coraza. Puede comerse fría con ensalada o la carne puede utilizarse en otros platillos.

Desventajas: puede provocar alergias.

Langostinos

Descripción: mariscos populares de tamaño pequeño se pescan en las costas británicas y en otros lugares. Los langostinos son un tipo de mariscos que se comen con frecuencia en Gran Bretaña.

Propiedades: excelente fuente de proteína, vitaminas (en especial B_{12}, también B_1, B_2 y B_3) y minerales (en particular selenio, yodo, calcio y magnesio). También contienen ácidos grasos esenciales.

Beneficios para la salud: proporcionan proteína de primera clase para el crecimiento y reparación de los tejidos, y vitaminas y minerales que participan en los procesos metabólicos y el mantenimiento de la salud y prevención de enfermedades. El selenio tiene actividad antioxidante vital y puede ayudar a prevenir enfermedades, entre las que se incluyen algunos tipos de cáncer.

Métodos de preparación y presentación: por lo regular se venden cocidos, sin pelar. Pueden comerse en ensaladas o añadirlos a platillos con arroz, platillos salteados, etcétera.

Desventajas: pueden provocar alergias. Son una fuente potencial de intoxicación por lo que siempre deben refrigerarse y comerse frescos.

Lavanda

Descripción: flores púrpuras de un arbusto nativo del Mediterráneo pero ampliamente cultivado como planta de huerto en Gran Bretaña. Las flores tienen una esencia fuerte y dulce que las caracteriza. Se usan de manera comercial en perfumes, refrescantes de ambiente, etc. La lavanda se usa en la medicina naturista y la aromaterapia; las flores secas se usa como té.

Propiedades: contiene un aceite aromático y varios compuestos de los que se dice que tienen propiedades curativas.

Beneficios para la salud: se usa en medicina naturista como tónico para los desmayos, palpitaciones, mareos y cólicos. También se usa para estimular el apetito y aliviar los gases. Aplicado de manera externa el aceite de lavanda se usa para aliviar el dolor de muelas, la neuralgia, torceduras y reumatismo. El té de lavanda tiene efectos calmantes y relajantes y puede favorecer el sueño reparador.

Métodos de preparación y presentación: como té.

Desventajas: no se ha reportado ninguna hasta el momento.

Leche

Descripción: casi toda la leche que se usa en el Reino Unido proviene de vacas, pero la leche de cabra que tiene una composición similar, también está disponible como alternativa. Es útil para las personas que son alérgicas a la leche de vaca (como las personas que padecen eczema) quienes pueden tolerar la leche de cabra más fácilmente. La única alternativa vegetariana es la leche de soya, que tiene una composición nutricional diferente.

Propiedades: excelente fuente de proteína, vitaminas (en especial del grupo B y vitamina A en la leche entera) y minerales (rico en calcio, zinc y fósforo). La leche entera es alta en grasas. La leche semidescremada contiene menos de la mitad de la grasa. Mientras que la leche descremada está casi libre de grasa.

Beneficios para la salud: proporciona proteínas para el crecimiento y reparación de los tejidos, y las vitaminas y minerales participan en muchos procesos metabólicos, es necesaria para órganos y tejidos sanos. La leche es la fuente más importante de calcio en la dieta, éste es necesario para formar y mantener huesos y dientes fuertes. A los niños menores de 5 años no se les debe dar leche semidescremada o descremada debido a que el contenido de calorías y vitaminas es muy bajo para cumplir con las necesidades del crecimiento rápido. Los niños más grandes y los adolescentes deben continuar tomando leche semidescremada, a menos que el médico no lo permita. Aunque un mayor número de niños en Gran Bretaña tienen sobrepeso, el culpable no es la leche sino el alto contenido de grasas que contiene la comida procesada, los alimentos chatarra junto con la falta de ejercicio.

Métodos de preparación y presentación: se usa de varias maneras, por ejemplo en bebidas, con cereales de caja, para cocinar salsas, pudines, etc.

Desventajas: contiene lactosa (un tipo de azúcar) que algunas personas no pueden digerir. Puede provocar alergias en personas susceptibles.

Lechuga

Descripción: múltiples variedades de vegetal para ensaladas, que varían de color desde el verde pálido al verde oscuro hasta el morado rojizo, la mayoría se cultiva en Gran Bretaña. La lechuga (en especial la variedad silvestre) se usa también con fines curativos en el naturismo.

Propiedades: contiene vitaminas (C y B_9), minerales (hierro) y beta caroteno. Las cantidades pueden variar de acuerdo al tipo, las variedades muy coloridas por lo regular contienen más beta caroteno. Todas las variedades son muy bajas en calorías.

Beneficios para la salud: proporciona vitamina C y beta caroteno, ambos tienen efectos antioxidantes y se cree que protege contra las enfermedades y las infecciones. La vitamina C y B$_9$ (folato) participan en las funciones metabólicas esenciales y en el mantenimiento de la salud de ciertos órganos y tejidos. La lechuga tiene propiedades diuréticas, y ligeramente narcóticas; se usa en la medicina naturista para tratar la retención de los fluidos, tos, cólicos, e induce al sueño.

Métodos de preparación y presentación: se comen frescas como ensaladas o con pan, en sándwiches o como guarnición en platillos salados.

Desventajas: no se ha reportado ninguna hasta el momento.

Legumbres

Descripción: vegetales populares que comprenden una amplia variedad de tipos que se pueden comer frescos, secos o como vainas. Todas las legumbres contienen elementos nutricionales valiosos incluyendo las proteínas, carbohidratos, fibra, vitaminas y minerales. Consulte las descripciones individuales.

Leguminosas

Descripción: amplia variedad de arvejas y frijoles secos. Son particularmente útiles para los platillos vegetarianos. Son buena fuente de proteína vegetal, fibra soluble e insoluble, almidón, vitaminas (en especial del grupo B) y minerales (en particular hierro, magnesio, manganeso, fósforo y potasio). Las leguminosas incluyen: chícharos, alubias, frijoles, lentejas y chícharos o arvejas deshidratadas. Ver descripciones individuales.

Lengua ver Vísceras

Lenguado

Descripción: pescado pequeño y de forma aplanada, de color marrón claro y manchas oscuras. En ocasiones se encuentra disponible en primavera.

Propiedades: una excelente fuente de proteínas, vitaminas (en especial B_{12}) y minerales (incluyendo el yodo). Es bajo en grasas.

Beneficios para la salud: proporciona proteína de primera clase para la reparación y crecimiento de los tejidos. La vitamina B_{12}, el yodo y el potasio están involucrados en muchas actividades metabólicas esenciales para la salud y prevención de las enfermedades.

Métodos de preparación y presentación: puede cocinarse escalfado, al vapor, horneado, asado, frito o incorporado a otro platillo de pescado.

Desventajas: raramente puede desencadenar alergias.

Lenguado

Descripción: tres especies de pescado plano —Dover, inglés, limón— todos tienen piel viscosa de color verde olivo o marrón con motas, y carne blanca de delicado sabor. Por lo regular disponible como filetes pero en ocasiones disponible entero.

Propiedades: excelente fuente de proteína, vitaminas (en especial B_{12}) y minerales (hierro). Es muy baja en grasas.

Beneficios para la salud: proporciona proteína de primera clase para el crecimiento y reparación de los tejidos, y vitaminas y minerales que son esenciales para la buena salud y la prevención de enfermedades.

Métodos de preparación y presentación: horneado, escalfado, asado o frito y servido con vegetales o incorporado a platillos de pescado.

Desventajas: raramente puede provocar alergias.

Lentejas

Descripción: pequeños miembros del grupo de las leguminosas, de varios colores. Se usan ampliamente en la cocina hindú y asiática.

Lentejas rojas: lentejas de color anaranjado brillante que cambian a color amarillo suave cuando se cuecen. Este es el tipo más popular y utilizado.

Lentejas cafés y verdes: lentejas pequeñas que mantienen su forma cuando se cocinan.

Lentejas continentales: lentejas largas en forma de disco, de color verde oliva con un agradable sabor terroso.

Propiedades: excelente fuente de proteína vegetal, almidón, fibra soluble e insoluble, vitaminas (en especial B, B_6 y B_9) y minerales (hierro, selenio, zinc, fósforo y manganeso).

Beneficios para la salud: proporcionan proteínas valiosas (cuando se combinan con otras proteínas vegetales) para la reparación y crecimiento de los tejidos. Proporcionan energía de lenta liberación, lo que evita las elevaciones de los niveles de glucosa en la sangre, y por lo tanto útil en el control y prevención de la diabetes. La fibra soluble ayuda a bajar los niveles de colesterol en la sangre y puede ayudar a prevenir las enfermedades cardiacas y circulatorias. La fibra insoluble favorece la correcta función del intestino y puede protegerlo de enfermedades del sistema digestivo, entre las que se incluye el cáncer. Las vitaminas y minerales participan en muchas funciones metabólicas esenciales, la prevención y mantenimiento de la salud de los tejidos y órganos.

Métodos de preparación y presentación: se deben enjuagar las lentejas en agua fría, no se requiere sumergirlas. Se cocinan al hervirlas en agua o en guisados, sopas, cocidos, currys, etc. Son un alimento muy versátil que se usa en una gran variedad de alimentos.

Desventajas: no se ha reportado ninguna hasta el momento.

Limas

Descripción: frutas cítricas pequeñas de color verde de sabor ácido y pulpa amarilla. El árbol de la lima es nativo de Asia pero se cultiva en muchos climas cálidos. La fruta es ampliamente usada para añadir sabor a alimentos y también con fines curativos en medicina naturista.

Propiedades: excelente fuente de vitaminas (en especial C) minerales y flavonoides.

Beneficios para la salud: fuente rica en vitamina C; está vitalmente involucrada en el mantenimiento de la salud de ciertos tejidos y órganos y en la prevención de enfermedades. En el siglo XVIII descubrieron las limas como cura para el escorbuto, y se las daban a los marineros británicos que emprendían largos viajes para prevenir la enfermedad. La vitamina C y los flavonoides tienen una actividad antioxidante importante para proteger contra las enfermedades y las infecciones. En la medicina naturista las limas se usan para aliviar la indigestión.

Métodos de preparación y presentación: principalmente utilizada para añadir o resaltar el sabor de otras frutas o para marinar carne. Las limas son populares en la cocina oriental en encurtidos, chutneys, y añadida a los currys. Son ampliamente usadas de manera comercial en la elaboración de alimentos, como saborizante, en jugos de frutas, etc., y también en artículos de aseo y productos domésticos.

Desventajas: no se ha reportado ninguna hasta el momento.

Limones

Descripción: populares frutas cítricas de color amarillo brillante y de sabor ácido. Nativos de la India pero se cultivan regularmente en países mediterráneos. Tienen muchos usos culinarios y también medicinales en el naturismo.

Propiedades: buena fuente de fibra soluble, excelente fuente de vitamina C y contiene otros compuestos y se dice que tiene propiedades curativas.

Beneficios para la salud: la fibra soluble ayuda a bajar los niveles de colesterol en la sangre y protege contra las enfermedades del corazón y circulatorias. La vitamina C tiene propiedades antiinfecciosas y antioxidantes, ayudan a proteger contra enfermedades y participa en el mantenimiento de la salud de los tejidos y órganos. En la medicina naturista el aceite de limón se usa por sus propiedades tónicas, refrescantes y astringentes. Se usa para calmar fiebres, sed, irritaciones de garganta y los síntomas respiratorios, hipo, icticia, palpitaciones y reumatismo. Una loción de limón puede aplicarse para las quemaduras de piel por el sol y la irritación de la piel.

Métodos de preparación y presentación: de uso comercial y doméstico amplio, como saborizante y guarnición, y para hacer bebidas. Los limones también se usa para hacer conservas —requesón, crema de limón— y en pays y pudines.

Desventajas: puede provocar migrañas en personas susceptibles. Las cáscaras de limón pueden encerarse o tratadas con fungicidas por lo que deben ser muy bien lavadas antes de usarse. La fruta es altamente ácida y puede provocar malestar digestivo o la caries si se come en exceso.

Longan

Descripción: frutos redondos de color amarillo-anaranjado de un árbol nativo de China, de la familia de los lychees, con pulpa dulce y delicada. Están disponibles ocasionalmente.

Propiedades: buena fuente de azúcar natural, rica en vitamina C entre otras, así como minerales, también contiene beta caroteno (carotenos).

Beneficios para la salud: particularmente valiosos por el contenido de vitamina C, la cual ayuda a mantener la salud de ciertas tejidos y órganos y tiene propiedades antiinfecciosas y antioxidantes. Ayuda a proteger al cuerpo contra las infecciones y enfermedades, estimula la inmunidad natural. El beta caroteno tiene una importante actividad similar.

Métodos de preparación y presentación: por lo regular se comen frescos o en ensaladas de frutas.

Desventajas: no se ha reportado ninguna hasta el momento.

Lubina (róbalo, salmón blanco)

Descripción: pescado blanco, redondo, con matices rosados y de delicado sabor. Se pesca en los meses de verano.

Propiedades: una excelente fuente de proteínas, vitaminas (en particular B_{12}) y minerales (en especial yodo y hierro).

Beneficios para la salud: excelente fuente de proteínas, sin grasa. Mantiene y repara los tejidos. También contiene vitaminas y minerales que son esenciales para la salud de muchos sistemas y funciones corporales (por ejemplo, el sistema nervioso, y la glándula tiroides).

Métodos de preparación y presentación: por lo regular se cocina al vapor, horneado o escalfado y se sirve con alguna salsa.

Desventajas: las espinas pueden provocar ahogamiento; la lubina raramente provoca alergias.

Lychees

Descripción: frutas de un árbol nativo de China con piel escamosa de color café rosado, tiene una pulpa suculenta y dulce con una semilla en el centro. La pulpa es jugosa y suave, posee una fragancia que lo caracteriza. Se encuentra disponible en ciertas temporadas.

Propiedades: buena fuente de azúcar natural, vitaminas (en especial rica en C) y algunos minerales.

Beneficios para la salud: particularmente valorado por su contenido de vitamina que tiene un importante papel en el mantenimiento de la salud de ciertos tejidos y órganos. También tiene propiedades antiinfecciosas y antioxidantes y se cree que protege contra ciertas enfermedades e infecciones. Los lychees también proporcionan energía inmediata.

Métodos de preparación y presentación: por lo regular se come fresca o en ensaladas. También se encuentran disponibles en lata.

Desventajas: no se ha reportado ninguna hasta el momento.

Llantén

Descripción: hierba popular en Gran Bretaña y Europa, tiene una escarapela de hojas extensas y rayadas y flores color marrón que nacen de un tallo vertical. En la medicina naturista tiene uso curativo.

Propiedades: contiene varias sustancias activas.

Beneficios para la salud: en la medicina naturista se cree que el llantén tiene propiedades refrescantes, astringentes y diuréticas. Se administra como jugo, cataplasmas hechas con las hojas o como ungüento o infusión. Puede usarse para aliviar la inflamación, picaduras de insectos, heridas menores (para favorecer la cicatrización), quemaduras o escaldaduras. El llantén puede usarse para aliviar la fiebre.

Métodos de preparación y presentación: no aplica.

Desventajas: no se ha reportado ninguna hasta el momento.

Macarela caballa

Descripción: pescado oleoso de color negro azulado platinado a rayas, y carne de color marrón cuando se cocina. Está disponible fresco en temporada o como filetes ahumados.

Propiedades: excelente fuente de proteínas, vitaminas (en especial D y B_{12}), minerales (rico en selenio y hierro) y ácido grasos omega 3.

Beneficios para la salud: proporciona proteína de primera clase para el crecimiento y reparación de los tejidos, vitaminas y minerales participan en el mantenimiento de la salud de los tejidos y órganos, y en la prevención de las enfermedades. El selenio tiene actividad antioxidante y puede proteger contra un gran número de enfermedades y padecimientos. Los pescados oleosos como la caballa protegen al corazón y la circulación, reducen el riesgo de padecimientos serios como la arterioesclerosis y la trombosis. Los expertos de la salud recomiendan comer pescados oleosos dos o tres veces a la semana por sus efectos protectores. El consumo puede aliviar los síntomas de la psoriasis y otros padecimientos de la piel. Los ácidos grasos omega 3 son necesarios para el desarrollo del cerebro y el sistema nervioso del feto, se recomienda que las mujeres coman pescados oleosos durante el embarazo.

Métodos de preparación y presentación: puede ser horneado, escalfado, asado, frito, se puede comer con jugo de limón o vegetales.

Desventajas: las espinas pequeñas pueden constituir un peligro de ahogamiento en especial para los niños pequeños y para los ancianos. La caballa fresca debe cocinarse tan pronto como sea posible después de su captura y no ser almacenado. El pescado pronto se deteriora y puede ser una fuente de intoxicación escombroide (por bacteria). La caballa puede provocar una respuesta alérgica en personas susceptibles.

Maíz

Descripción: cereal de primera necesidad, cultivado en muchas partes del mundo, como: América, África y Australia. Las semillas del maíz se encuentran en una mazorca o corazón de forma cilíndrica de aproximadamente 15 cm de largo, y maduran cuando tienen un color amarillo dorado. El maíz se usa para producir una variedad de alimentos distintos, como las hojuelas de maíz (cereal en caja), palomitas de maíz, harina de maíz y jarabe de maíz. También se destila para producir el bourbon (whisky norteamericano).

Propiedades: proporciona almidón, vitaminas B y E, minerales (en especial potasio y hierro), proteína y fibra. No contiene gluten.

Beneficios para la salud: el almidón proporciona energía de lenta liberación, lo que evita las elevaciones de glucosa en la sangre, esto ayuda en la prevención y control de la diabetes. Las vitaminas B, potasio y el hierro juegan un papel vital en la salud y en la prevención de enfermedades; la vitamina E tiene propiedades antioxidantes. La fibra favorece el correcto funcionamiento del intestino, y puede ayudar a combatir padecimientos, entre los que se puede incluir el cáncer. Contiene proteínas útiles, en especial cuando se le combina con otras proteínas vegetales. La falta de gluten hace al maíz un cereal apropiado para aquellos que padecen de la enfermedad celíaca.

Métodos de preparación y presentación: las semillas de maíz (maíz tierno) se hierven y se comen como vegetales de guarnición o las mazorcas enteras se pueden hervir también y servirse

con mantequilla derretida. La harina de maíz es una harina fina que se emplea principalmente para espesar. La harina de maíz se usa mucho en la cocina nacional para hacer diferentes alimentos (polenta, tortillas, sémola de maíz). El jarabe de maíz se usa mucho comercialmente como endulzante en comidas procesadas.
Desventajas: no se ha reportado ninguna hasta el momento.

Mandarinas

Descripción: naranjas pequeñas que se pelan con facilidad, de pulpa suave y numerosas semillas. Crecen en Italia, España y Marruecos. Están disponibles frescas y también enlatadas.

Propiedades: excelente fuente de vitaminas (en especial C pero también B_1 y B_9), minerales, fibra soluble (pectina) y flavonoides.

Beneficios para la salud: proporciona valiosa vitamina C, que participa en los procesos metabólicos esenciales y en el mantenimiento de la salud de los tejidos y órganos. La vitamina C también tiene propiedades antiinfecciosas y ayuda a respaldar al sistema inmune. La vitamina C y los flavonoides tienen propiedades antioxidantes y puede ayudar a proteger de las enfermedades. La fibra soluble ayuda a bajar los niveles de colesterol en la sangre y puede proteger contra las enfermedades circulatorias y del corazón.

Métodos de preparación y presentación: se comen frescas al natural o como parte de una ensalada de frutas. Las mandarinas enlatadas se usan de la misma forma y son populares como cubierta de postres y pudines.

Desventajas: no se ha reportado ninguna hasta el momento.

Mango

Descripción: fruto tropical largo, ovalado de piel verde o naranja-amarillo. Tiene una pulpa fibrosa y fragante de color anaranjada y amarilla y un hueso plano.

Propiedades: excelente fuente de azúcar natural, vitaminas (rica en C), minerales, beta caroteno (carotenos) y fibra.

Beneficios para la salud: proporciona energía inmediata y vitaminas y minerales esenciales. La vitamina C participa en el mantenimiento de la salud de ciertos tejidos y órganos, tiene propiedades antiinfecciosas que colaboran con el sistema inmune. La vitamina C y el beta caroteno son potentes antioxidantes y se cree que ayudan a proteger el cuerpo contra ciertas enfermedades, entre las que se incluye el cáncer. El beta caroteno también se convierten en vitamina A en el cuerpo. La fibra soluble ayuda a bajar los niveles de colesterol y puede proteger contra las enfermedades del corazón y circulatorias. La fibra insoluble favorece la sana función del intestino y puede proteger contra enfermedades del sistema digestivo, incluido el cáncer.

Métodos de preparación y presentación: por lo regular se come al natural.

Desventajas: no se ha reportado ninguna hasta el momento.

Manzanas

Descripción: fruta popular, de la que hay alrededor de 50 variedades que crecen en Gran Bretaña, aunque muy pocas de ellas de forma comercial. La mayoría de las manzanas que se venden en Gran Bretaña se importan de Francia, Nueva Zelanda, Estados Unidos, etc. Las manzanas Bramley pueden ser importadas o cultivadas en el país y se usan para cocinar.

Propiedades: buena fuente de vitaminas (en especial C), azúcar de la fruta (fructosa), fibra y minerales. Están consideradas como una excelente botana, nutritiva y natural. Las manzanas tienen propiedades culinarias y medicinales.

Beneficios para la salud: contienen antioxidantes naturales, proporcionan una lenta liberación de energía y promueven un buen funcionamiento del intestino. Las manzanas pueden aliviar la indigestión y el estreñimiento, y en la medicina naturista se usan para tratar cálculos renales y padecimientos del hígado. Las manzanas al horno se usan para aliviar los mareos y la diarrea. Los cataplasmas de manzana se usan para tratar la inflamación y los problemas de los ojos.

Métodos de preparación y presentación: usualmente se consumen en su estado natural, u horneadas para hacer pays o pudines. También pueden deshidratarse en forma de rebanadas o anillos, lo que incrementa el contenido de azúcar y hierro pero elimina la vitamina C. Las frutas secas se sirven por lo regular en postres o se agregan a los cereales de caja. El jugo o el extracto se usan como bebidas. Comer manzanas crudas asegura la máxima ingesta de vitaminas.

Desventajas: la cáscara de la manzana puede provocar malestar digestivo en personas susceptibles. Hay cierta preocupación de que los residuos químicos de los sprays que se usan en las manzanas puedan concentrarse en la cáscara de las manzanas, esto puede solucionarse hasta cierto punto, al pelar la manzana o comer las orgánicas.

Manzanas silvestres

Descripción: pequeñas frutas ácidas de color amarillo y rojo, frutos de los árboles de manzanas silvestres que crecen en el bosque y en los setos del Reino Unido. Las frutas maduran en otoño.

Propiedades: buena fuente de fibra, vitamina C y minerales (en especial potasio).

Beneficios para la salud: la fibra soluble puede bajar los niveles de azúcar en la sangre y puede ayudar a proteger contra las enfermedades del corazón y circulatorias.

Métodos de preparación y presentación: por lo regular se cuecen y con ellas se hacen gelatinas de sabor ácido para servirse con otros platillos.

Desventajas: muy ácida para comerse cruda, así que debe cocinarse y requiere azúcar adicional.

Maracuyá

Descripción: fruta tropical exótica, nativa de Brasil, de piel morada y arrugada cuando maduran, muy fragantes, dulces y de pulpa anaranjada con semillas oscuras entremezcladas en el centro.

Propiedades: buena fuente de azúcar natural, fibra, vitaminas (en especial C) y minerales (incluido el potasio).

Beneficios para la salud: proporciona energía inmediata. La fibra soluble ayuda a bajar los niveles de colesterol, posiblemente ayuda a reducir el riesgo de enfermedades cardiacas o circulatorias. La fibra insoluble favorece el funcionamiento regular del intestino y puede ayudar a prevenir enfermedades del sistema digestivo, incluido el cáncer. La vitamina C es vital para la salud de los tejidos como los vasos sanguíneos y puede estimular el sistema inmune. También tiene propiedades antiinfecciosas que pueden ayudar a prevenir las infecciones virales comunes como los resfriados. El potasio realiza muchas funciones vitales, incluida la regulación de los niveles de electrolitos (sales) en los fluidos de los tejidos y el funcionamiento de los nervios.

Métodos de preparación y presentación: se comen frescas o como parte de ensaladas de frutas.

Desventajas: no se ha reportado ninguna hasta el momento.

Mariscos

Descripción: múltiples especies de moluscos y crustáceos que han sido una valiosa fuente de alimento para las personas alrededor del mundo por miles de años. Los tipos populares en Gran Bretaña incluyen las cigalas, camarón, cangrejo, langosta, ostras, buccino, vieiras, berberechos y mejillones. (Ver descripciones individuales.) Todas son excelentes fuentes de proteínas y vitaminas (del grupo B y E), minerales (selenio, yodo, zinc, magnesio y calcio) y contienen ácidos grasos valiosos, como aquellos presentes en el pescado oleoso.

Mejillones

Descripción: mariscos bivalvos (con doble concha) de color oscuro, son comunes en las costas Británicas. Están disponibles frescos o ya cocinados y también preparados en latas o en frascos.

Propiedades: excelente fuente de proteínas, vitaminas (en especial del grupo B, B_{12}, B_2, B_9, y E), minerales (selenio, hierro, y yodo) y pequeñas cantidades de ácidos grasos esenciales.

Beneficios para la salud: proporcionan proteína para el crecimiento y reparación de los tejidos, y vitaminas y minerales que participan en procesos metabólicos esenciales para la salud. El selenio tiene una poderosa actividad antioxidante y se cree que protege contra ciertas enfermedades, entre las que se incluye el cáncer. Los ácidos grasos esenciales en los mejillones pueden ayudar a proteger al corazón y la circulación.

Métodos de preparación y presentación: si los venden vivos las conchas deben estar cerradas. Los mejillones se sumergen en agua con sal para remover la arena, y luego se restriegan con un cepillo bajo el agua corriente fría. Se cocinan al hervirse en agua fresca, se sabe que están cocidos cuando las conchas se abren. Los mejillones frescos deben cocinarse y comerse tan pronto sea posible después de sacarlas del mar. Se comen por lo regular al natural con pan o ensaladas, etc.

Desventajas: altamente susceptibles a la contaminación por lo que no deben pescarse a menos que se sepa que no hay contaminación. Los mejillones son conocidos debido a la intoxicación que a veces producen, así que siempre deben comprarse en un lugar confiable. También son causa de alergias.

Melón cantaloupe

Descripción: melón con forma de balón con cáscara dura, de color beige verdoso. La pulpa es deliciosamente perfumada, de color naranja, dulce y jugosa.

Propiedades: excelente fuente de vitamina C, beta caroteno (vitamina A) y azúcar natural.

Beneficios para la salud: la vitamina C y el beta caroteno son antioxidantes poderosos con muchas funciones protectoras. El melón cantaloupe proporciona energía inmediata, y el jugo puede actuar como estimulante del riñón.

Métodos de preparación y presentación: por lo regular se come fresco.

Desventajas: no se ha reportado ninguna hasta el momento.

Melón dulce

Descripción: melón de piel amarilla de forma redonda, con pulpa dulce de color verde o amarilla.

Propiedades: contiene azúcar natural, fibra soluble, algunas vitaminas (en especial C), y minerales. Tiene un alto contenido de agua y es bajo en calorías.

Beneficios para la salud: proporciona vitamina C, que es esencial para la salud y tiene propiedades antioxidantes. La fibra soluble ayuda a bajar los niveles de colesterol en la sangre y protege contra enfermedades del tracto digestivo, incluido el cáncer.

Métodos de preparación y presentación: por lo regular se come al natural o como ingrediente en una ensalada de frutas. A veces se usa como guarnición.

Desventajas: no se ha reportado ninguna hasta el momento.

Melón Ogen

Descripción: variedad redonda de melón con piel amarilla con franjas verde pálido, su pulpa es de color amarillo pálido y es dulce y jugosa.

Propiedades: útil fuente de vitamina C. También contiene trazas de otras vitaminas, minerales y beta caroteno, y tiene un alto contenido de agua.

Beneficios para la salud: proporciona vitamina C, la cual es esencial para la salud de los vasos sanguíneos y otros tejidos, con potentes propiedades antioxidantes y antivirales. Se cree que participa en la prevención de enfermedades e infecciones. Su alto contenido de agua ayuda a estimular los riñones. Es bajo en calorías y por lo tanto útil en el control del peso.

Métodos de preparación y presentación: por lo regular se sirve rebanado o como parte de una ensalada de frutas.

Desventajas: no se ha reportado ninguna hasta el momento.

Melones

Descripción: variedades de grandes frutas dulces suculentas con bastante pulpa, entre las variedades se encuentran: melón cantaloupe, charentais, galia, chino, y la sandía.

Propiedades: la mayoría de las variedades contienen vitamina C, beta caroteno (carotenos) y fibra soluble y tiene un alto contenido de agua.

Beneficios para la salud: las variedades que contienen las más altas cantidades de vitamina C y beta caroteno (aquellos con pulpa anaranjada) son los más valorados. La vitamina C participa en el mantenimiento de la salud de ciertos tejidos y órganos; tiene propiedades antiinfecciosas que pueden dar protección contra las enfermedades virales. La vitamina C y el beta caroteno tienen poderosas propiedades antioxidantes que pueden ayudar a proteger contra las enfermedades, incluido el cáncer. Los melones tienen propiedades diuréticas naturales debido a su contenido de fluidos y pueden ayudar a estimular la función del riñón.

Métodos de preparación y presentación: por lo regular se sirve cortado en gajos o pedazos como parte de una ensalada de frutas.

Desventajas: no se ha reportado ninguna hasta el momento.

Membrillo

Descripción: fruta de un árbol nativo de Persia pero cultivado en todo el mundo. La fruta tiene una piel resistente de color dorado y pulpa ácida, se usa para fabricar mermeladas y con fines curativos en medicina naturista. No se encuentra con facilidad.

Propiedades: en la medicina naturista los membrillos se usan por sus propiedades astringentes, mucilaginosas y protectoras.

Beneficios para la salud: la fruta se usa para preparar jarabe, que protege al sistema digestivo y ayuda a aliviar la diarrea. Una decocción preparada con las semillas puede emplearse para tratar las aftas, y las mucosas y membranas inflamadas. El líquido de la fruta puede ser usado para calmar los ojos o la piel inflamada.

Métodos de preparación y presentación: se emplea para hacer mermeladas y gelatinas.

Desventajas: no se ha reportado ninguna hasta el momento.

Mendo limón

Descripción: pescado aplanado de color marrón con manchas, con suave y delicada carne y un ligero sabor a limón.

Propiedades: excelente fuente de proteínas, vitaminas (en especial B_{12}) y minerales (entre los que se incluye el hierro). Es bajo en grasas.

Beneficios para la salud: proporciona proteína de primera clase para la reparación y crecimiento de los tejidos, vitaminas y minerales que participan en funciones metabólicas y que aseguran la salud de tejidos y órganos.

Métodos de preparación y presentación: puede cocinarse horneado, asado, frito, empanizado, etc.

Desventajas: raramente puede provocar respuesta alérgica.

Menta

Descripción: hierba de huerto, ampliamente cultivada en Gran Bretaña. Las hojas se usan para dar sabor a los alimentos y en la medicina naturista. Hay múltiples variedades, todas con un fuerte sabor característico.

Propiedades: contiene muchas sustancias activas y un aceite aromático, además de algunas vitaminas y minerales.

Beneficios para la salud: la menta es un conocido digestivo que puede usarse para aliviar malestares y gases. El té caliente de menta ayuda a aliviar los síntomas del resfriado.

Métodos de preparación y presentación: frescas o secas las hojas de menta pueden usarse para añadir sabor a una gran variedad de platillos dulces y salados. También se usa de manera comercial en la fabricación de alimentos y en otros productos domésticos.

Desventajas: no se ha reportado ninguna hasta el momento.

Menta

Descripción: hierba que crece en condiciones húmedas y fangosas y en terrenos baldíos en Gran Bretaña y toda Europa, las hojas se usan con fines curativos en medicina naturista. El aceite de menta se usa de manera comercial, tanto en le industria de los alimentos (por ejemplo en los dulces) y en los productos domésticos como la pasta dental.

Propiedades: contiene un aceite volátil que consiste de varios compuestos activos, entre los que se encuentra el mentol.

Beneficios para la salud: en la medicina naturista se considera que el aceite de menta tiene propiedades estimulantes, antiespasmódicas y antiflatulentas y es un remedio excelente para los problemas estomacales. Se usa para tratar gases, náuseas, indigestión, y diarrea. El agua de menta se usa para elevar la temperatura del cuerpo e inducir a la transpiración. El té de menta puede ayudar a aliviar los síntomas de los resfriados y la gripe, puede calmar las palpitaciones cardiacas y en ocasiones se usa para disminuir el apetito. Debido a que el sabor de la menta es muy fuerte, con frecuencia se administra en combinación con otras hierbas como el sauco.

Métodos de preparación y presentación: disponible como té herbal. El aceite de menta, las preparaciones y pastillas hechas de ésta son de uso común.

Desventajas: algunas personas encuentran el sabor de la menta desagradable o tal vez les cause desagrado el aceite.

Merlán

Descripción: pescado popular de agua salada de cuerpo redondo con piel marrón-olivo de apariencia platinada y carne blanca. Se vende en las pescaderías y se usa en muchos alimentos procesados de pescado.

Propiedades: excelente fuente de proteínas, vitaminas (en especial B_{12}) y minerales (hierro). Es muy bajo en grasas.

Beneficios para la salud: proporciona proteína de primera clase para la reparación y crecimiento de los tejidos, y vitaminas y minerales que son esenciales para la salud.

Métodos de preparación y presentación: pueden cocinarse escalfados, horneados, cocidos al vapor o fritos y servido como platillo principal o incorporado a platillos de pescado.

Desventajas: raramente pueden causar alergias. Las espinas del pescado pueden constituir un peligro de ahogamiento.

Merluza

Descripción: pez blanco de aguas profundas, de carne tierna y excéntrica.

Propiedades: una excelente fuente de proteínas, vitaminas (en especial B_{12}) y minerales (hierro). Baja en calorías.

Beneficios para la salud: proporciona proteínas para el crecimiento y reparación de los tejidos, y vitaminas y minerales involucrados en funciones metabólicas esenciales.

Métodos de preparación y presentación: es aconsejable prepararlo escalfado u horneado.

Desventajas: raramente puede provocar alergias.

Mero

Descripción: pescado de tamaño grande que en ocasiones alcanza enormes pesos (más de 180 kg) pero por lo regular menores. Tiene una piel de color café olivo, marmoleada y carne blanca y firme. Está disponible en ocasiones.

Propiedades: excelente fuente de proteínas, vitaminas (en especial B_{12}) y minerales (hierro).

Beneficios para la salud: proporciona proteínas para el crecimiento y la reparación de los tejidos, y vitaminas y minerales involucrados en los procesos metabólicos esenciales.

Métodos de preparación y presentación: puede cocinarse al vapor, escalfarse, también horneado o frito, o incluso cocinarse en platillos marinos.

Desventajas: raramente puede provocar alergias. Las espinas pueden ser una amenaza de ahogamiento si no se remueven.

Miel

Descripción: la miel ha sido reconocida desde épocas antiguas como endulzante y por sus propiedades medicinales. Aunque la mayoría de las personas encuentran la miel agradable, calmante y benéfica, falta la evidencia científica acerca de sus muchos efectos terapéuticos.

Propiedades: alta en azúcares simples (en especial glucosa y fructosa). Contiene trazas de minerales (calcio, hierro, fósforo, potasio, sulfuro y magnesio).

Beneficios para la salud: proporciona energía inmediata, la cual puede actuar como tónico, por ejemplo, en una bebida caliente. La miel calma la irritación de la garganta y los síntomas del resfriado. Tiene propiedades antisépticas suaves y fue empleada en la medicina tradicional para ayudar a sanar heridas y quemadas. Es apreciada como una alternativa al azúcar debido a que proporciona algunos nutrientes.

Métodos de preparación y presentación: por lo regular se usa como ingrediente untable en panes o tostadas, y es muy usada como sustituto del azúcar, también se emplea para añadir sabor a platillos dulces o en la repostería.

Desventajas: como todas las azúcares, la miel puede provocar caries y puede no ser muy recomendable para los diabéticos.

Mijo

Descripción: cereal que se cultiva en Asia y África donde es un alimento básico.

Propiedades: buena fuente de almidón, proteína vegetal, vitaminas (en especial del grupo B), minerales y fibra. No contiene gluten.

Beneficios para la salud: el almidón proporciona energía de lenta liberación, lo que evita las elevaciones de azúcar en la sangre, esto es útil para prevenir y controlar la diabetes. El mijo también es una fuente útil de proteínas (en especial cuando se combina con otras proteínas vegetales) para la reparación y crecimiento de los tejidos y órganos. Proporciona vitaminas y minerales que son esenciales para las funciones metabólicas y la salud de tejidos y órganos. La fibra favorece el funcionamiento normal del intestino y puede ayudar a prevenir enfermedades, incluido el cáncer. Las personas que son intolerantes al gluten pueden consumir el mijo.

Métodos de preparación y presentación: puede emplearse como alternativa al arroz. La harina de mijo se fabrica en la cocina asiática y africana para hacer panes planos.

Desventajas: no se ha reportado ninguna hasta el momento.

Mora azul

Descripción: moras de color azul muy oscuro que crecen en arbustos silvestres en bosques o brezales, pero ahora se cultivan comercialmente. También tienen usos medicinales en el naturismo.

Propiedades: una valiosa fuente de vitaminas (en especial C, minerales y antocianidinas (flavonoides). También proporcionan azúcar natural de fruta (fructosa) y fibra.

Beneficios para la salud: vitamina C y antocianidinas que son antioxidantes poderosos que ayudan a proteger contra infecciones. Las antocianidinas en las moras azules protegen contra las bacterias del intestino como E. coli y se usan (secas) en la medicina naturista para tratar malestares digestivos por envenenamiento con alimentos y diarrea. En mujeres, la bacteria E. coli se desvía al tracto urinario donde puede ocasionar infecciones como la cistitis. Comer muchas moras de color oscuro, como las moras azules y los arándanos, parece que protege contra la cistitis recurrente. Nuevas investigaciones sugieren que esas moras pueden proteger contra el desarrollo de los padecimientos de los ojos relacionados con la edad como las cataratas o el glaucoma.

Métodos de preparación y presentación: pueden comerse crudas pero por lo regular se cuecen con o sin otras frutas, y se usan en pays y pudines. Las moras azules se usan de manera comercial en mermeladas y postres.

Desventajas: pueden causar reacciones alérgicas en personas susceptibles.

Moras

Grupo de frutas altamente coloridas, las cuales son ricas en fuentes de vitaminas y antioxidantes naturales. Se incluyen las variedades silvestres y las cultivadas. Las más comunes son: el arándano europeo, zarzamoras, moras azules, arándanos, frambuesa norteamericana, frambuesa y fresa (ver las descripciones individuales). Los nutriólogos recomiendan que estas frutas se coman tan frecuentemente como sea posible.

Moras de Saw palmetto

Descripción: frutos de una palma nativa de la costa del Norte del Atlántico de los Estados Unidos y el sur del California. Las moras han sido usadas por largo tiempo con fines curativos en la medicina tradicional y pruebas médicas recientes tienden a confirmar su uso terapéutico en los problemas urinarios provocados por el agrandamiento de la glándula prostática. Los científicos han comenzado a identificar las maneras en que los compuestos contenidos en las moras pueden trabajar a nivel celular. Las moras están disponibles como suplemento.

Propiedades: diuréticas, tónicas y sedantes.

Beneficios para la salud: en los hombres que sufren del agrandamiento de la próstata, el extracto del Saw palmetto puede estimular el vaciamiento de la vejiga y reduce la frecuencia de las micciones por lo que el enfermo se siente mejor. Algunos estudios sugieren que los compuestos en las moras actúan a nivel enzimático para inhibir la proliferación de las células de la glándula prostática, lo que ocasiona su agrandamiento. En la medicina naturista el extracto de saw palmetto se usa para aliviar el catarro crónico y los síntomas respiratorios y favorece la formación de tejidos.

Métodos de preparación y presentación: no aplica.

Desventajas: en dosis diarias altas, las moras de saw palmetto pueden provocar ligera molestia estomacal pero estos síntomas son raros.

Mostaza blanca y berro (ensalada de berro)

Descripción: ensalada de vegetales que consiste de brotes o germen con tallos blancos y pequeñas hojas verdes muy juntas. Los brotes tienen un ligero sabor picante.

Propiedades: contiene vitaminas (incluyendo la B_9) y minerales (como el hierro). Son bajas en calorías.

Beneficios para la salud: proporciona vitaminas valiosas y minerales que participan en el mantenimiento de la salud de los tejidos y órganos y en las funciones metabólicas.

Métodos de preparación y presentación: se sirve como ensalada y guarnición.

Desventajas: no se ha reportado ninguna hasta el momento.

Nabo sueco

Descripción: raíces populares de color marrón-morado, de tamaño grande y forma redonda, con pulpa ligeramente dulce y color amarillo cuando está cocida. Crecen en toda Gran Bretaña para consumo humano y animal.

Propiedades: buena fuente de fibra, vitamina C y fitoquímicos (indoles y isotiocianatos). Los nabos suecos son bajos en calorías.

Beneficios para la salud: la fibra ayuda a estimular el funcionamiento normal del intestino y puede proteger contra enfermedades del sistema digestivo, entre las que se incluye el cáncer. La vitamina C es esencial para la salud del tejido conectivo, los vasos sanguíneos, etc., favorece la cicatrización de las heridas y puede estimular el sistema inmune. Tiene actividad antioxidante y antiinfecciosa y ayuda a prevenir infecciones virales como el resfriado común. Los fitoquímicos en los nabos suecos continúan siendo sujeto de investigaciones científicas detalladas. Los resultados sugieren que estas sustancias pueden actuar para proteger al cuerpo contra ciertos tipos de cáncer, incluyendo el cáncer de mama.

Métodos de preparación y presentación: por lo regular se cuecen al hervirlos y se sirven como vegetal machacado o rebanado y se agrega a sopas, guisados, cocidos, etc.

Desventajas: el alto consumo de fitoquímicos puede interferir con el metabolismo del yodo e incrementar la necesidad de comer alimentos ricos en este mineral, por ejemplo, los mariscos.

Nabos

Descripción: raíces vegetales redondas de color blanco rosáceo con pulpa blanca, se cultivan en toda Gran Bretaña y también se usa para curar en la medicina naturista. Sus hojas verdes también se consumen como vegetales.

Propiedades: excelente fuente de fibra, vitaminas (en especial C) y minerales. Las hojas contienen vitamina A y C, hierro y beta caroteno (carotenos).

Beneficios para la salud: la fibra favorece el sano funcionamiento del intestino y se cree que protegen contra enfermedades del sistema digestivo bajo, incluido el cáncer. La vitamina C es esencial para la salud de los tejidos conectivos, los vasos sanguíneos, etc., y favorece la cicatrización de las heridas. Apoya al sistema inmune y tiene propiedades antiinfecciosas, lo que posiblemente ayuda a proteger contra infecciones virales como el resfriado común. La vitamina C y el beta caroteno tienen actividad antioxidante poderosa y puede proteger contra varias enfermedades, entre las que se incluyen algunos tipos de cáncer. En la medicina naturista, los nabos pueden usarse para aliviar los síntomas respiratorios crónicos que surgen de las infecciones, bronquitis y asma.

Métodos de preparación y presentación: por lo regular se hierven o se cuecen al vapor. A menudo se añaden a sopas, guisados y cocidos.

Desventajas: no se ha reportado ninguna hasta el momento.

Naranjas

Descripción: frutas cítricas populares con pulpa agridulce, nativas del Oriente Medio, pero cultivadas en los climas cálidos. Hay múltiples variedades disponibles en todo el año.

Propiedades: excelente fuente de azúcar natural, fibra soluble (pectina), vitaminas (en especial C, B y B_9), minerales y flavonoides.

Beneficios para la salud: proporcionan energía inmediata. La fibra soluble ayuda a bajar los niveles de colesterol en la sangre y puede proteger contra enfermedades circulatorias y del corazón. Las naranjas proporcionan vitaminas y minerales que son esenciales para los procesos metabólicos y el mantenimiento de la salud de los tejidos y órganos. Los flavonoides y la vitamina C tienen actividad antiinfecciosa. Puede estimular al sistema inmune y ayudar a proteger contra infecciones virales comunes como los resfriados. Los aceites esenciales se extraen de la piel de los frutos y las flores de las naranjas y se usan con fines curativos en la medicina naturista, tradicional y la aromaterapia.

Métodos de preparación y presentación: por lo regular se comen como fruta fresca pero algunas variedades se usan para hacer mermeladas.

Desventajas: raramente puede causar alergias.

Nectarinas

Descripción: frutas derivadas de la familia de los duraznos. Tienen una piel suave, roja y amarilla, y una pulpa dulce de color amarilla o blanca y una semilla en el centro.

Propiedades: buena fuente de azúcar natural, fibra, vitaminas (excelente de C), algunos minerales y flavonoides.

Beneficios para la salud: proporciona energía inmediata. La fibra soluble ayuda a bajar los niveles de colesterol de la sangre y puede proteger contra enfermedades del corazón y circulatorias. La fibra soluble favorece el correcto funcionamiento del intestino y puede ayudar a proteger contra enfermedades del sistema digestivo, incluido el cáncer. La vitamina C participa de las funciones metabólicas y tiene propiedades antiinfecciosas y antioxidantes, como los flavonoides. Éstos pueden ayudar a proteger contra varias enfermedades entre las que se incluyen ciertos tipos de cáncer.

Métodos de preparación y presentación: se comen frescos o rebanados en postres.

Desventajas: no se ha reportado ninguna hasta el momento.

Níspero del Japón

Descripción: pequeña fruta de color anaranjada-amarillo de forma aperada con pulpa dulce y jugosa, producto de un árbol nativo del este de Asia. Disponible en algunas temporadas.

Propiedades: buena fuente de azúcar natural, fibra soluble e insoluble, vitaminas, minerales y beta caroteno (carotenos).

Beneficios para la salud: proporciona energía inmediata. La fibra soluble ayuda a bajar los niveles de colesterol de la sangre y protege contra las enfermedades cardiacas y circulatorias. La fibra insoluble favorece el correcto funcionamiento del intestino y protege contra las enfermedades del sistema digestivo, entre las que se incluye el cáncer. El beta caroteno tiene una importante actividad antioxidante y se cree que protege contra múltiples enfermedades y padecimientos.

Métodos de preparación y presentación: por lo regular se come al natural o en ensaladas de frutas.

Desventajas: no se ha reportado ninguna hasta el momento.

Nueces

Descripción: nueces populares de textura rugosa y color marrón, están encerradas en cáscaras redondas que se parten fácilmente en dos mitades. El árbol del nogal crecen en partes de Gran Bretaña pero la mayoría son importadas. Se usan en el hogar para hacer pasteles y en un amplio rango de alimentos manufacturados, en especial pasteles, galletas y postres y también están disponibles como nueces saladas.

Propiedades: buena fuente de proteína para los vegetarianos (en especial cuando se combinan con otras proteínas vegetales) y una rica fuente de ácidos grasos esenciales insaturados. Excelente fuente de vitaminas (en especial B_1, B_3 y E) y minerales (en particular potasio, hierro, cobre y fósforo).

Beneficios para la salud: proporciona proteínas necesarias para la reparación y crecimiento de los tejidos. Las vitaminas y minerales encontradas en las nueces participan en actividades metabólicas esenciales y en el mantenimiento de la salud. La vitamina E tiene actividad antioxidante y puede ayudar a prevenir enfermedades incluyendo algunos tipos de cáncer. Un estudio norteamericano sugiere que comer 85 g (3 onzas) de nueces al día como parte de la dieta diaria baja en grasas, reduce los niveles de colesterol en la sangre, y por lo tanto protege contra las enfermedades circulatorias y del corazón. Los ácidos grasos esenciales en las nueces participan en procesos complejos y son necesarios para la salud. En la medicina naturista, el vinagre de nuez (de nueces en conserva) se prescribe para hacer gárgaras para las gargantas ulceradas y las hojas y la corteza también se emplean como remedios curativos.

Métodos de preparación y presentación: pueden comerse al natural o picadas para cocinar, postres o en platillos salados o dulces.

Desventajas: altas en calorías. Pueden ser un peligro de ahogamiento y pueden provocar alergias.

Nueces de Brasil

Descripción: nueces populares, grandes, de color blanco cremoso, en forma arriñonada, alargadas, ligeramente aceitosas, tienen una cáscara marrón con tres bordes. Los árboles crecen en climas tropicales. Las nueces se encuentran disponibles con o sin cáscara.

Propiedades: buena fuente de proteína, también contienen ácidos grasos, vitaminas (en particular el grupo B y C) y minerales (en especial selenio, potasio, hierro, fósforo y cobre).

Beneficios para la salud: fuente útil de proteína vegetal para vegetarianos (cuando se combina con cereales, granos, legumbres, etc.). Las nueces de Brasil contienen ácidos grasos que son esenciales para la salud. Actúan como una fuente valiosa, y disponible de selenio y vitamina E, la cual tiene una potente actividad antioxidante y protege la salud. Las nueces de Brasil proporcionan otros minerales y vitaminas esenciales para la buena salud y la posible prevención de enfermedades.

Métodos de preparación y presentación: por lo regular se comen naturales pero pueden usarse picadas en rellenos, pasteles, etc. Las nueces de Brasil por lo regular se añaden al muesli preparado de los cereales de caja.

Desventajas: muy altas en calorías debido a su contenido calórico. Pueden desencadenar una reacción alérgica.

Nueces pecanas

Descripción: nueces de forma oval, arrugadas y sabor dulce, frutos del árbol de pecanas, importados del sur de los Estados Unidos.

Propiedades: útil fuente de vitaminas (incluyendo del grupo B y E) y minerales (en especial hierro, potasio, fósforo, cobre y selenio). También contienen ácidos grasos esenciales.

Beneficios para la salud: proporcionan proteínas (en especial útiles cuando se combinan con otras proteínas vegetales) para el crecimiento y reparación de los tejidos. Las nueces contienen vitaminas y minerales que son esenciales para los procesos metabólicos, el mantenimiento de la salud y la prevención de las enfermedades.

La vitamina E y el selenio son especialmente importantes debido a su actividad antioxidante. Las nueces pecanas proporcionan ácidos grasos que son necesarios para la buena salud.

Métodos de preparación y presentación: pueden comerse enteras o incorporadas en platillos dulces o salados.

Desventajas: las nueces pecanas pueden provocar alergia y pueden ser un peligro para el ahogamiento.

Nuez moscada y macis

Descripción: especias derivadas de la misma planta, nativa de las islas Moluca y las Islas Banda y el archipiélago Malayo. Se cultiva en climas tropicales. El macis es la cubierta de polvo café que cubre la semilla café de la nuez moscada. Ambos tienen un sabor aromático característico (el macis es un poco más fuerte) y se usa con propósitos culinarios y en la medicina naturista.

Propiedades: contiene varios compuestos activos y un aceite volátil. Una sustancia, la miristicina, es tóxica en grandes cantidades y puede provocar alucinaciones.

Beneficios para la salud: en la medicina naturista se usan para tratar padecimientos digestivos, gases, mareos y diarrea, fiebre y como tónico para la circulación.

Métodos de preparación y presentación: se usa para añadir sabor a pasteles, pudines, licor de frutas, etc.

Desventajas: no se ha reportado ninguna hasta el momento.

Okra (dedo de dama)

Descripción: vainas y semillas de un vegetal que crece en países cálidos, popular en la cocina africana y oriental. La okra está disponible en Gran Bretaña como una importación exótica.

Propiedades: excelente fuente de fibra, vitaminas (incluyendo C), minerales (en especial el hierro) y los fitoquímicos.

Beneficios para la salud: proporciona fibra soluble, que ayuda a bajar los niveles de colesterol en la sangre y protege contra las enfermedades cardiacas y circulatorias. Proporciona fibra insoluble que favorece la correcta función del intestino y se cree que protege contra las enfermedades del tracto digestivo, incluido el cáncer. Los fitoquímicos tienen efectos antioxidantes entre otros y se cree que ayudan a prevenir enfermedades como algunos tipos de cáncer.

Métodos de preparación y presentación: puede ser ligeramente hervida y servida como vegetal o añadida a sopas, guisados, cocidos, currys, etc.

Desventajas: no se ha reportado ninguna hasta el momento.

Orégano

Descripción: hierba que es ampliamente cultivada en Gran Bretaña y otros países y se usa para añadir sabor a los alimentos y con propósitos curativos en el naturismo.

Propiedades: contiene un aceite volátil y varios compuestos activos que se dice que tienen actividad curativa.

Beneficios para la salud: en la medicina herbal, se usa como infusión para tratar los resfriados y la gripe, sarampión, espasmos, cólicos y dispepsia. El orégano puede usarse externamente como cataplasmas para los síntomas reumáticos y dolores.

Métodos de preparación y presentación: la hierba, seca o fresca se usa para añadir sabor a los platillos como la pizza.

Desventajas: puede actuar en el útero para estimular la menstruación, no debe tomarse en cantidades medicinales durante el embarazo, debido al leve riesgo de aborto.

Oreja de ratón

Descripción: pequeña planta o hierba popular, nativa de todas las regiones templadas y del norte, tiene pequeñas flores blancas de forma estrellada. Puede comerse como guarnición y se usa también en medicina naturista.

Propiedades: buena fuente de vitaminas (en especial C), minerales (incluyendo el hierro) y fibra. Se dice que tiene propiedades antiinflamatorias.

Beneficios para la salud: contiene vitaminas y minerales esenciales para la buena salud y la prevención de enfermedades. La fibra favorece el buen funcionamiento del intestino y puede ayudar en la prevención de enfermedades, incluido el cáncer. En la medicina tradicional, la hierba seca se usa como té para aliviar síntomas reumáticos y padecimientos de los riñones. También se usa como cataplasmas para tratar las enfermedades de la piel, heridas, úlceras, piquetes, etc., y como pomada para padecimientos de la piel y del ojo.

Métodos de preparación y presentación: puede cocinarse al vapor o hervida.

Desventajas: no se ha reportado ninguna hasta el momento.

Ortiga

Descripción: hierba popular con hojas y tallos espinosos, que crece en las Islas Británicas y es ampliamente distribuida. Puede comerse como vegetal y se usa medicinalmente en el naturismo.

Propiedades: es una buena fuente de fibra, vitaminas (en especial C), minerales (hierro, potasio y calcio) y beta caroteno (carotenos).

Beneficios para la salud: la fibra soluble ayuda a bajar los niveles de colesterol en la sangre y protege contra las enfermedades del corazón y circulatorias. La fibra insoluble favorece el buen funcionamiento del intestino y puede ayudar a proteger de enfermedades del sistema digestivo, incluido el cáncer. La ortiga proporciona vitaminas y minerales que participan de manera vital en el mantenimiento de la salud y la prevención de enfermedades. La vitamina C y el beta caroteno tienen una potente actividad antioxidante y pueden ayudar a proteger contra varias enfermedades y padecimientos. La vitamina C tiene una actividad antiinfecciosa y puede bajar el riesgo de contraer infecciones virales como el resfriado común. En la medicina naturista el jugo de ortiga se usa para aliviar los síntomas del asma y la bronquitis. Las hojas se usan para tratar los padecimientos reumáticos y artríticos y para hacer una loción para las enfermedades de la piel y el cabello.

Métodos de preparación y presentación: las hojas tiernas pueden hervirse o cocinarse al vapor como las espinacas.

Desventajas: se debe usar guantes y tener mucho cuidado para evitar espinarse.

Ostras

Descripción: tipo de marisco obtenido de las costas británicas, el cual se ha consumido durante años. Apreciado como uno de los mejores (y más caros) tipos de marisco y antiguamente se creía que poseía propiedades afrodisiacas. También se "cultivan" comercialmente.

Propiedades: excelente fuente de proteínas, vitaminas (B_{12}, B_3, B_2 y E) y minerales (en especial zinc, cobre, yodo, selenio, potasio y hierro). Contienen ácidos grasos omega 3.

Beneficios para la salud: proporcionan proteínas para la reparación y crecimiento de los tejidos, y muchas vitaminas y minerales que participan en las funciones metabólicas esenciales y mantenimiento de la salud de los tejidos y órganos. La vitamina E y el selenio tienen potente actividad antioxidante y puede ayudar a prevenir enfermedades, incluido el cáncer. Los ácidos grasos omega 3 protegen al corazón y la circulación y ayudan a prevenir enfermedades.

Métodos de preparación y presentación: las conchas de las ostras vivas deben cerrarse perfectamente. Se limpian y se abren justo antes de servirlas y pueden comerse crudas o ligeramente asadas con mantequilla. Deben comerse absolutamente frescas y por lo regular están disponibles solamente en restaurantes exclusivos.

Desventajas: como todos los mariscos, son una potencial fuente de intoxicación por alimentos y por lo tanto deben adquirirse de un establecimiento confiable. Pueden provocar alergia; no deben comerse en grandes cantidades por quienes sufren de gota porque puede desencadenar los síntomas.

Otros tipos de pan

Crumpet: pan suave, redondo y pastoso, tiene forma de disco con hoyuelos de forma de enjambre, se sirve tostado.

Muffin: rollo firme de forma circular, hecho con harina blanca o integral. Pueden ser sencillos, salados con queso, o dulces con frutos secos. Por lo regular se tuestan.

Bagel: rollo tradicional judío, del este de Europa, en forma de anillo. Por lo regular se hace de harina blanca y se sumerge en agua caliente antes de hornearse. El bagel es suave, firme, y es muy común que se le espolvoreen semillas encima.

Brioche: rollo francés, suave, ligero, hecho con huevo y mantequilla, por lo tanto es más alto en grasas que la mayoría de los panes.

Chapatti: pan hindú sin levadura, plano, por lo regular es integral.

Ciabatta: barra de pan italiana en forma de zapato hecho de harina blanca o integral, aceite de oliva, por lo regular se le agregan hierbas. Tiene una textura suave y firme.

Croissant: rollo francés hojaldrado, ligero, hecho con harina blanca y mantequilla, por lo que es alto en grasas.

Naan: pan de forma oval, suave y plano. Hecho con harina blanca o integral, tradicionalmente horneado en un horno tandoori. Se come con curry.

Pita: pan plano de forma oval originario del Oriente Medio y Grecia. Hecho con harina blanca o integral. Puede tostarse, pero por lo regular se abre para hacer una especie de bolsa en donde se agrega el relleno.

Pumpernickel: (pan integral de centeno) pan alemán, agrio y oscuro. Hecho con harina entera de centeno. Tiene una textura pesada y avinagrado.

Pan de centeno: panes tradicionales de Alemania, Escandinavia y Rusia, hechos con harina de centeno como ingrediente principal, lo que les da una textura densa, oscura y pesada y un sabor agrio.

Tortilla: pan mexicano parecido a una crepa, sin levadura, hecho con maíz o con harina de trigo, y horneado en una plancha.

Se sirve como base o para hacer "envueltos" con platillos salados.

Propiedades: varían de acuerdo al tipo; todos los panes británicos son una excelente fuente de almidón, vitaminas (en especial del grupo B y E), minerales (en particular calcio, hierro, fósforo, magnesio y manganeso) y proporcionan cantidades útiles de proteínas. Los panes integrales enriquecidos con fibra son una excelente fuente de ésta.

Beneficios para la salud: proporcionan una excelente fuente de energía de lenta liberación, lo que evita las repentinas elevaciones de los niveles de azúcar en la sangre. Esto ayuda a prevenir y controlar la diabetes. Las vitaminas y minerales incluidos en el pan tienen muchas funciones que son esenciales para la salud y la prevención de enfermedades. La fibra favorece el funcionamiento sano del intestino y ayuda a protegerlo contra varios padecimientos, incluido el cáncer. El pan es considerado un alimento saludable. Los adultos deben comer por lo menos tres rebanadas diarias.

Métodos de preparación y presentación: por lo regular se come natural o tostado, con mantequilla, margarina, mermeladas, etc. Las moronas de pan, las rebanadas o cortado en cubos se usan en rellenos, platillos dulces o salados.

Desventajas: los panes hechos con harina de trigo contienen gluten, y algunas personas son intolerantes a ello, en particular aquellos que sufren de enfermedad celíaca. También hay un contenido relativo de sales en la mayoría de los panes comerciales.

Pan

Descripción: alimento básico en muchos países occidentales y en muchas otras partes del mundo. En Gran Bretaña, hay seis tipos básicos (con muchas variantes) junto con especialidades y muchos tipos de pan de importación. Casi todo el pan se hace de la harina de trigo pero se pueden emplear otros granos como el centeno y la avena. A todas las harinas que se usan para hacer pan en

Gran Bretaña se le han añadido vitaminas y minerales. La mayoría del pan se levanta o aumenta mediante la acción de la levadura.

Pan tostado

Descripción: galletas o panes salados, horneados que se producen de manera comercial, que son una alternativa al pan. Se hacen con harina de trigo o centeno o una combinación de los dos.

Propiedades: buena fuente de almidón, proteínas, fibra, vitaminas (en especial del grupo B, B_{12} y E) y minerales (en particular calcio, hierro, magnesio, fósforo, manganeso y zinc) con cantidades que varían de acuerdo al tipo de harina que se usa. Los panes tostados son bajos en calorías.

Beneficios para la salud: contienen almidones que liberan energía de forma gradual, proteína para la reparación y el crecimiento de los tejidos y fibra para el correcto funcionamiento del intestino. Contienen vitaminas y minerales que son esenciales para la buena salud y la prevención de las enfermedades. Los panes tostados son bajos en calorías y grasas, y pueden ser de utilidad para el control del peso.

Métodos de preparación y presentación: se usan con rellenos salados o untables, como sustituto del pan.

Desventajas: como muchos otros productos comerciales, pueden ser altos en sales.

Papas

Descripción: parte de la dieta básica de los británicos, se cultivan muchas variedades de papas, tanto comercialmente como en los huertos. Contrario a la creencia popular, no aumentan el peso del quien las consume a menos que se les agregue grasa, como al freírlas o al asarlas con grasa extra.

Propiedades: excelente fuente de almidón, fibra (en especial si se come la piel), vitaminas (en especial C) y minerales (potasio).

Beneficios para la salud: proporcionan energía de lenta liberación, que evita las elevaciones de glucosa en la sangre, y por lo tanto son valiosas en la prevención y control de la diabetes. La fibra favorece la sana función del intestino y puede ayudar a prevenir enfermedades del sistema digestivo, entre las que se incluye el cáncer. La vitamina participa en el mantenimiento de los tejidos sanos como los vasos sanguíneos y tiene actividad antioxidante y antiinfecciosa. Estimula el sistema inmune y posiblemente ayuda a proteger contra infecciones virales como el resfriado común. El potasio participa en la regulación del balance de los electrolitos (sales) y el agua en los fluidos de los tejidos, y la correcta función del sistema nervioso.

Métodos de preparación y presentación: pueden cocinarse hervidas, horneada, asadas o fritas. La manera más saludable de comer papas es hervirlas o cocinarlas al horno sin retirarles la piel si son orgánicas.

Desventajas: las manchas verdes indican la presencia de alcaloides químicos que son venenosos. Las papas con manchas verdes no deben comerse.

Papaya

Descripción: fruta de tamaño grande con piel color naranja y verde. La pulpa es de color naranja rosada, dulce y suculenta; tiene numerosas semillas de color café incrustada en el centro. Contiene una enzima muy útil en medicina.

Propiedades: una excelente fuente de azúcar natural, fibra, vitaminas (rica en C, A), minerales, beta caroteno (carotenos) y una enzima (papaína).

Beneficios para la salud: proporciona energía inmediata. La fibra soluble ayuda a bajar los niveles de colesterol en la sangre y puede proteger contra las enfermedades circulatorias y cardiacas. La fibra insoluble favorece la correcta función del intestino y puede ayudar a proteger contra enfermedades, incluido el cáncer. La vitamina C es esencial para la salud del tejido conectivo, los vasos sanguíneos, la piel, etc. Favorece la cicatrización de las heridas y puede estimular el sistema inmune. Tiene propiedades antiinfecciosas y ayuda a proteger contra las infecciones virales como el resfriado común. La vitamina C y el beta caroteno tienen una potente actividad antioxidante y pueden ayudar a proteger contra varias enfermedades, entre las que se incluyen algunos tipos de cáncer. La enzima papaína se usa en las preparaciones para el tratamiento de las heridas y en las inyecciones de analgésicos espinales en los Estados Unidos.

Métodos de preparación y presentación: por lo regular se comen frescas o en ensaladas de frutas. Las semillas son comestibles y pueden secarse y usarse para condimentar.

Desventajas: no se ha reportado ninguna hasta el momento.

Pasas

Descripción: frutos secos, pequeños, de color negro, derivados de una variedad particular de uvas pequeñas sin semilla.

Propiedades: altas en azúcar natural. Buena fuente de fibra y minerales (en especial hierro y potasio).

Beneficios para la salud: proporcionan energía inmediata y fibra que favorece el correcto funcionamiento del intestino. Contienen minerales que realizan funciones esenciales dentro del cuerpo, entre las que se encuentran el funcionamiento del sistema nervioso y los glóbulos rojos.

Métodos de preparación y presentación: se usa con mucha frecuencia en repostería, para hacer: pasteles, bizcochos, galletas, etc. Las agregan a los cereales de caja y pueden usarse como endulzante, son un sano sustituto de dulces, en especial para los niños. Comercialmente, las pasas son de uso regular en alimentos dulces.

Desventajas: no se ha reportado ninguna hasta el momento. No deben comerse en exceso debido a su alto contenido de fibra.

Pato

Descripción: ave popular de corral, criado para la mesa pero menos popular en Gran Bretaña que el pollo o el pavo.

Propiedades: excelente fuente de proteína, vitaminas B (en especial B_3 y B_{12}). El pato contiene doble cantidad de vitaminas B_1 y

B_2 comparado con el pollo. Es una fuente rica en minerales (en especial hierro —tres veces más que el pollo— zinc y potasio). La carne y en especial la piel, tienen un alto contenido de grasas, principalmente del tipo de las insaturadas.

Beneficios para la salud: contiene proteínas esenciales para la reparación y crecimiento de los tejidos y vitaminas y minerales vitales para la buena salud y la prevención de enfermedades.

Métodos de preparación y presentación: usualmente asado, se coloca en un trébede y debajo de éste un sartén que capte la grasa, se sirve con vegetales y salsa.

Desventajas: alto contenido de grasas por lo que es mejor comerlo ocasionalmente. Es recomendable eliminar la mayoría de la grasa de la piel antes de comer la carne.

Pavo

Descripción: se come en Navidad, el pavo se ha convertido en un alimento cada vez más popular en los supermercados en los años recientes, su carne se consume en forma de bistecs, rebanada y molida.

Propiedades: excelente fuente de proteínas, vitaminas (B_{12} y otras vitaminas B) y minerales (en particular fósforo, potasio y zinc). La carne blanca (pechugas) es baja en grasas, pero la carne oscura es una rica fuente de minerales. La mayoría de la grasa insaturada se localiza en la piel, que puede removerse con facilidad.

Beneficios para la salud: proporciona proteína de primera clase para la reparación y crecimiento de los tejidos, y vitaminas y minerales que participan en un amplio rango de funciones metabólicas y en el mantenimiento de la salud de los tejidos y órganos.

Métodos de preparación y presentación: los pavos enteros se cocinan rostizados o asados. Los cortes de supermercado (por lo regular de pechuga de pavo) pueden freírse, rostizarse o cocinarse como ingredientes de guisados o cocidos.

Desventajas: los pavos enteros pueden ser fuente de intoxicación si no se cuecen bien. El relleno debe cocerse por separado y el cocimiento del ave se termina cuando sus jugos sean claros y la carne se separe fácilmente del hueso.

Pepino

Descripción: vegetal popular de invernadero para ensaladas, nativo de las Indias Orientales, cultivado en Gran Bretaña desde el siglo XVI. Se usa con propósitos culinarios, y curativos en la medicina naturista, así como para preparaciones comerciales.

Propiedades: extremadamente bajo en calorías y nutrientes. Tiene un alto contenido de agua (96 por ciento).

Beneficios para la salud: alimento bueno, bajo en calorías con propiedades diuréticas suaves. En la medicina naturista, el pepino se usa para refrescar y sanar la piel irritada y los ojos. El extracto de pepino es ampliamente usado en lociones herbales y ungüentos, y también en productos comerciales como jabones, shampoos, preparaciones para piel, etc.

Métodos de preparación y presentación: casi siempre se sirve como ensalada de vegetales pero ocasionalmente se hace en sopas.

Desventajas: no se ha reportado ninguna hasta el momento.

Peras

Descripción: frutas populares de múltiples variedades, muchas de las cuales crecen en Gran Bretaña. Los tipos conocidos son: Conference, William y Comice.

Propiedades: excelente fuente de azúcar natural, fibra soluble, vitaminas (en especial C) y minerales (en particular potasio). Son fácilmente digeribles.

Beneficios para la salud: proporcionan energía inmediata. La fibra soluble ayuda a bajar los niveles de colesterol y puede proteger contra las enfermedades del corazón y circulatorias. La vitamina C tiene actividad antioxidante y antiinfecciosas esencial para la salud de los tejidos conectivos, vasos sanguíneos, etc. Favorece la cicatrización de las heridas y puede estimular el sistema inmune; puede ayudar a proteger contra infecciones virales como un resfriado común y otras enfermedades.

Métodos de preparación y presentación: por lo regular se comen frescas, pero pueden ser ligeramente cocidas u horneadas o incorporadas a postres. Las peras están comercialmente disponibles enlatadas y como deshidratadas.

Desventajas: no se ha reportado ninguna hasta el momento.

Perejil

Descripción: una popular hierba de huerto, la variedad más conocida tiene hojas verdes y enroscadas. Se usa con mucha frecuencia en la cocina y también en medicina naturista.

Propiedades: buena fuente de vitaminas (en especial C), minerales (hierro) y flavonoides.

Beneficios para la salud: proporciona vitaminas y minerales que son esenciales para la salud. La vitamina C es vital para la salud del tejido conectivo, sangre, vasos sanguíneos, etc., favorece la cicatrización de las heridas y puede estimular el sistema inmune. Tiene propiedades antiinfecciosas y puede ayudar a prevenir las infecciones virales comunes como el resfriado. La vitamina C y los flavonoides tienen actividad antioxidante y pueden ayudar a prevenir múltiples enfermedades, incluyendo varios tipos de cáncer. En la medicina naturista las cataplasmas de las hojas se usan para calmar las picaduras de insectos y otras heridas menores. La raíz y las semillas se usan para preparar medicinas para tratar un amplio rango de medicamentos.

Métodos de preparación y presentación: pueden lavarse y usarse como guarnición en ensaladas y otros platillos salados pero a menudo se pica finamente y se usa para hacer salsas para pescado, etc.

Desventajas: no se ha reportado ninguna hasta el momento.

Pescado

Descripción: comprende las especies de pescado blanco, oleoso, de agua dulce y especies marinas. Todas las especies son excelentes fuentes de proteínas, vitaminas y minerales, y el pescado proporciona ácidos omega 3 que protegen la circulación. Ver definiciones individuales.

Pescado blanco

Descripción: múltiples especies de pescado de agua salada de dos tipos básicos —de cuerpo redondo y de cuerpo plano. Entre ellos se incluye el bacalao, abadejo, merlán, raya y lenguado. (Ver descripciones individuales.) Todos son excelentes fuentes de proteína de primera clase, vitaminas (en especial B_{12}) y minerales (incluyendo el hierro) y son muy bajos en grasas.

Pescado carbonero

Propiedades: pescado redondo, parecido al bacalao, de carne blanca cuando se cuece.

Beneficios para la salud: una excelente fuente de proteínas, vitamina B_{12} y otras vitaminas y minerales (en especial yodo y hierro). Es bajo en grasas.

Métodos de preparación y presentación: proporciona proteínas valiosas de primera clase para el crecimiento y reparación de los tejidos. Contiene vitamina B_{12} que participa en las funciones metabólicas vitales, entre las que se incluye el funcionamiento del sistema nervioso.

Desventajas: las espinas de pescado pueden constituir un riesgo de ahogamiento. Raramente pueden desencadenar alergias.

Pescado oleoso

Descripción: distintas especies de pescados de agua dulce y marinos, entre los que están: salmón, trucha, anchoas, arenque, caballa, sardinas y atún (ver descripciones individuales). Todas son valiosas fuentes de proteínas, ácidos grasos esenciales omega 3, vitaminas (B_{12} y D) y minerales (calcio).

Pimienta (negra y blanca)

Descripción: polvo compuesto de los frutos molidos, secos (granos de pimienta) de una planta nativa del sur de Asia, pero que hoy es ampliamente cultivada. La pimienta se emplea mucho en la cocina como especia picante, en el naturismo se utiliza con propósitos curativos. La pimienta blanca viene de la misma planta, pero el pericarpio de la fruta es retirado antes de dejarla secar y molerla, mientras que con la pimienta negra, se usa todo el fruto.

Propiedades: los químicos activos en la pimienta negra y la blanca son sustancias llamadas: peperina, una resina conocida como chavicina, aceite volátil, almidón y celulosa.

Beneficios para la salud: en la medicina naturista, se considera que la pimienta tiene actividad estimulante, refrescante y anti flatulenta. Se usa para tratar problemas digestivos como gases y estreñimiento, también estimula la digestión perezosa o alivia las náuseas y la diarrea. Se considera útil para refrescar la fiebre y también se ha probado en el tratamiento de los padecimientos artríticos y paralíticos.

Métodos de preparación y presentación: se usa en todo el mundo para añadir sabor a los platillos.

Desventajas: no se ha reportado ninguna hasta el momento.

Pimienta de Cayena

Descripción: especia picante, seca, molida, color ladrillo. Nativa de Zanzibar pero se cultiva en la mayoría de los países tropicales y subtropicales. Se usa con propósitos culinarios y medicinales en el naturismo.

Propiedades: contiene muchas sustancias activas, volátiles.

Beneficios para la salud: se dice que es uno de los más puros y más efectivos estimulantes naturales. Produce calor natural y se dice que favorece la circulación sanguínea y la digestión. Se le agrega a los tónicos y se cree que ayuda a prevenir las infecciones, especialmente los resfriados y las fiebres. La pimienta de Cayena también se puede utilizar para tratar el sabañón.

Métodos de preparación y presentación: se agrega en pocas cantidades a los currys.

Desventajas: la comida picante puede exacerbar ciertos malestares digestivos.

Pimienta de Jamaica

Descripción: especia seca de las moras maduras de un árbol de hoja perenne que crece en el Caribe y es miembro de la familia de los Mirtos. Su sabor es como la mezcla de otras especias aromáticas —canela, nuez moscada, clavo y enebro— por lo que su nombre en inglés es *allspice* (todas las especias).

Propiedades: contiene el ingrediente activo, eugenol, que se encuentra en el aceite derivado de la fruta, y de otras partes de la planta. Tiene usos medicinales y culinarios.

Beneficios para la salud: se dice que el aceite de la especia ayuda a la digestión porque acelera la actividad de la tripsina, una importante enzima que descompone los alimentos en el intestino delgado. La pimienta de Jamaica puede ayudar a aliviar los gases intestinales. Además, el aceite de pimienta de Jamaica (en vez de la especia en polvo) puede usarse en pocas cantidades, para aliviar el dolor de dientes, debido a que contiene anestésicos locales y propiedades analgésicas.

Métodos de preparación y presentación: utilizada como especia para añadir sabor a los pasteles y otros platillos dulces o salados. También puede beberse como té medicinal, y es usado en el Caribe para aliviar resfriados, síntomas menstruales, y dolores digestivos. Para hacer té, añada dos cucharadas de polvo de pimienta de Jamaica en una taza y llénelo con agua hirviendo, espere 10 minutos, cuele el líquido y beba, con o sin azúcar. No beba más de tres tazas al día.

Desventajas: casi ninguna asociada con la especia. Sin embargo, el aceite concentrado debe usarse con cuidado y no beberse. El aceite también puede provocar una reacción alérgica a la piel en personas que tienen eczema u otro padecimiento de piel sensible.

Pimientos (rojo, amarillo, verde)

Descripción: estos frutos tropicales pueden ser de color verde, amarillo y rojo. Se usan como vegetales en platillos y ensaladas. Tienen una pulpa suculenta y las variedades verdes y amarillas tienen un sabor dulce.

Propiedades: contienen fibra y carbohidratos, son una rica fuente de vitamina C, beta caroteno (las variedades roja y amarilla son especialmente buenas) y los químicos vegetales, flavonoides. Los pimientos son bajos en calorías.

Beneficios para la salud: la vitamina C es esencial para la salud de los tejidos, como los vasos sanguíneos, y tiene propiedades antiinfecciosas que pueden estimular el sistema inmune y proteger contra infecciones virales como el resfriado común. Los beta caroteno y flavonoides tienen una poderosa actividad antioxidante, se cree que ayudan a proteger contra ciertas enfermedades, incluidas algunos tipos de cáncer.

Métodos de preparación y presentación: los tallos son removidos junto con el corazón blanco y las semillas. Los pimientos pueden comerse crudos en ensaladas, picados e incorporados a platillos salados como guisados y cocidos, o estofados, horneados o asados.

Desventajas: no se ha reportado ninguna hasta el momento.

Piña

Descripción: populares frutas tropicales de tamaño grande, de piel gruesa, escamosa de color anaranjada, los segmentos de piel están coronados por un conjunto de hojas verdes rígidas. La pulpa es de color amarillo brillante, dulce, jugosa y suculenta cuando está madura. Se comen y se usan con fines curativos en la medicina tradicional.

Propiedades: contiene azúcar natural, fibra y es una buena fuente de vitamina C pero baja en otras vitaminas y minerales. Contiene una poderosa enzima natural, bromelina, la cual descompone proteínas y tiene usos medicinales que se continúan investigando.

Beneficios para la salud: proporciona energía inmediata y fluidos. La fibra soluble ayuda a bajar los niveles de colesterol en la sangre y puede proteger contra las enfermedades circulatorias y cardiacas. La fibra insoluble favorece la sana función del intestino y ayuda a proteger contra las enfermedades del tracto digestivo, entre los que se incluye el cáncer. La vitamina C es esencial para la salud de los tejidos como los vasos sanguíneos, tiene propiedades antiinfecciosas y puede ayudar a proteger contra las infecciones virales como el resfriado común. La bromelina se usa medicinalmente para tratar la artritis y las heridas de los tejidos. Se cree que puede tener aplicaciones en el tratamiento de las enfermedades circulatorias y cardiacas, los senos paranasales bloqueados y las infecciones del tracto urinario. En la medicina tradicional, el jugo de piña se usa para hacer gárgaras para las irritaciones de garganta y comer la fruta es benéfico para el alivio de la artiritis, las infecciones del tracto respiratorio y la indigestión.

Métodos de preparación y presentación: la piña fresca se come por lo regular sola como parte de una ensalada de frutas o se incorpora a postres. Comercialmente se produce enlatada, en su jugo natural o en almíbar, es muy popular y empleada de maneras similares. Enlatarla remueve la bromelina, pero apenas disminuye el contenido de vitamina C.

Desventajas: puede provocar reacciones alérgicas que pueden ser severas.

Piñón (semillas de pino)

Descripción: semillas de color blanco cremoso de un árbol originario de China y el sur de Asia.

Propiedades: excelente fuente de proteína y buen proveedor de fibra, vitaminas (en especial del grupo B y E). Los piñones son altos en grasas pero la mayoría de forma útil e insaturada.

Beneficios para la salud: proporcionan vitaminas valiosas (en especial útiles cuando se combinan con otras proteínas vegetales) para el crecimiento y reparación de los tejidos. Proporcionan fibra que favorece el sano funcionamiento del intestino y puede ayudar a prevenir enfermedades del sistema digestivo, incluido el cáncer. Los piñones son fuente de vitaminas involucradas en las funciones metabólicas, la salud de los tejidos y órganos y la prevención de enfermedades. También proporcionan ácidos grasos que son esenciales para la salud.

Métodos de preparación y presentación: pueden agregarse a platillos dulces o salados, pan, pasteles, etc.

Desventajas: alto en calorías por lo que deben consumirse en pocas cantidades.

Pistaches

Descripción: frutos de un árbol nativo de la región del Mediterráneo. Tienen cáscaras duras de color beige que encierran una semilla de color verde olivo.

Propiedades: útil fuente de proteína, vitaminas (excelente de vitamina E y buena en cuanto al grupo B) y minerales (en especial potasio, hierro, fósforo, cobre y selenio). También contienen ácidos grasos esenciales.

Beneficios para la salud: proporcionan proteínas (en especial útiles cuando se combinan con otras proteínas vegetales) para el crecimiento y reparación de los tejidos. Estos frutos secos proporcionan vitaminas y minerales que participan en las funciones metabólicas esenciales, el mantenimiento de la salud de los tejidos y órganos y la prevención de las enfermedades. La vitamina E y el selenio tiene propiedades antioxidantes y puede ayudar a prevenir enfermedades, incluido el cáncer. Los ácidos grasos esenciales son necesarios para la buena salud, por ejemplo, las membranas celulares y los nervios.

Métodos de preparación y presentación: se comen al natural o incorporadas a platillos dulces o salados o se usan como guarnición. También están disponibles como nueces saladas.

Desventajas: altas en grasas y calorías, pueden provocar alergias y pueden ser un peligro de ahogamiento.

Plátanos

Descripción: frutos populares de piel amarilla que crecen en plantíos de países cálidos, es un producto de gran exportación.

Propiedades: contiene vitaminas valiosas, minerales (en especial potasio) y almidón. Son altamente digeribles.

Beneficios para la salud: considerados una de las mejores botanas naturales y saludables debido a que proveen de una fuente inmediata de energía, vitaminas y minerales que fomentan la buena salud. El potasio es esencial para el sano funcionamiento del sistema nervioso y los músculos. Lo apetecible y digerible de los plátanos los hace un alimento excelente para el destete de los niños pequeños. También son buenos alimentos para las personas convalecientes y los ancianos, y son útiles en el tratamiento de los malestares estomacales y las úlceras también estomacales.

Métodos de preparación y presentación: se comen crudos, se incorporan a pasteles o pudines. También se deshidratan y se comen como botanas, lo que concentra el contenido de azúcares.

Desventajas: pueden provocar gases si se comen verdes debido a que los almidones son entonces resistentes a la digestión. Raramente pueden provocar reacciones alérgicas y migraña en personas susceptibles. La reacción adversa a un medicamento puede provocar una crisis de hipertensión (elevación rápida de la presión sanguínea) en personas susceptibles a los inhibidores de monoamino oxidasa (IMAOs) —un tipo de antidepresivo.

Polvo y extracto de malta

Descripción: el polvo de malta se deriva de los granos de la cebada que se han almacenado para germinar, mientras que el extracto de malta es un jarabe que se hace al hervir el polvo, éste se usa para hacer bebidas de leche y el extracto es un agente endulzante en la industria de los alimentos, pero también se encuentra disponible en frascos.

Propiedades: excelente fuente de fósforo y magnesio. Las bebidas con malta proporcionan calcio y vitaminas B (B$_2$ y B$_{12}$) así como proteína. La malta es alta en azúcares naturales.

Beneficios para la salud: las bebidas de malta, en particular proporcionan valiosa nutrición para las personas que están enfermas o convalecientes, proporcionan energía y proteínas para ayudar a la recuperación y vitaminas esenciales y minerales en forma fácilmente digerible.

Métodos de preparación y presentación: como bebidas calientes con leche. El jarabe puede usarse como endulzante en repostería.

Desventajas: las bebidas pueden hacerse con agua en lugar de la leche para aquellos que son alérgicos a la leche. La malta debe ser consumida en pocas cantidades debido a su alto contenido de azúcar.

Pollo

Descripción: tipo de carne cada vez más popular en una gran selección de alimentos.

Propiedades: una excelente fuente de proteínas, vitaminas (en especial del grupo B, en particular B$_3$) y minerales (en especial potasio, fósforo, zinc y hierro). Las proporciones de vitaminas y minerales varían entre la carne blanca y la oscura. El pollo también es excelente fuente de carnosina. La carne blanca y sin piel es la más baja en grasas.

Beneficios para la salud: contiene proteína de primera clase, la cual es esencial para el crecimiento y la reparación de los tejidos de los órganos. Las vitaminas y minerales son vitales para la salud y para la prevención de las enfermedades. La carnosina puede jugar un importante papel en la prevención de enfermedades y en los mecanismos de protección.

Métodos de preparación y presentación: puede cocinarse asado, a la parrilla, frito o hervido y se sirve de muchas formas y se incorpora a muchos platillos. Comercialmente el pollo es un ingrediente básico de muchas comidas preparadas y de la comida rápida.

Desventajas: la piel es alta en grasas y de preferencia debe ser removida antes de cocinarlo. El pollo es una causa común de intoxicación por salmonela, y el pollo crudo debe mantenerse en el refrigerador separado de los alimentos cocinados, y se deben lavar las manos antes y después de manipularlo. Las tablas para picar y los utensilios que se usan con el pollo también deben lavarse muy bien. El pollo debe cocinarse por completo para asegurar la destrucción de bacterias potencialmente dañinas.

Pomelos

Descripción: fruta cítrica de tamaño grande exótica del sureste de Asia. Son de forma oval y pulpa amarilla y ácida. Las toronjas se derivan de éstas.

Propiedades: buena fuente de fibra, vitaminas (excelente de C) y minerales (potasio).

Beneficios para la salud: la fibra soluble ayuda a bajar los niveles de colesterol en la sangre y puede proteger al corazón y la circulación. La fibra insoluble favorece la correcta función del intestino y protege contra enfermedades del sistema digestivo. La vitamina C tiene propiedades antioxidantes y antiinfecciosas y se cree que estimula el sistema inmune y posiblemente proteger contra infecciones virales como el resfriado común.

Métodos de preparación y presentación: por lo regular se comen al natural.

Desventajas: no se ha reportado ninguna hasta el momento.

Principales tipos de pan británico

Pan Blanco: hecho con harina de granos sin cáscara, por lo tanto la mayoría de la fibra (salvado) se ha removido. Puede estar hecha de harina blanqueada.

Plan blanco con fibra: hecho con harina similar pero se le incorpora la fibra de otras fuentes por ejemplo: arroz, salvado de avena.

Pan café: hecho con harina que conserva un poco del contenido de salvado. Por lo regular es de color café.

Pan de granero: hecho con una harina similar al pan café pero incorpora malta y granos enteros.

Pan de germen de trigo: hecho con harina blanca o café, se le agrega una porción de germen de trigo (el nutritivo corazón del grano).

Pan integral: hecho con harina integral, es decir, lleva la cáscara de la semilla, o harina blanca con salvado añadido y germen de trigo.

Puerros

Descripción: vegetal popular de huerto que pertenece a la familia de la cebolla, comprende raíces gruesas formadas por varias capas de color blanco y hojas verdes que salen de su extremo superior, las cuales se cortan al ras. Son ampliamente cultivadas en Gran Bretaña y se usan para tratar enfermedades en la medicina tradicional desde épocas antiguas, pero hoy en día esta función ha disminuido.

Propiedades: fuente de fibra, vitaminas (B_9), minerales (potasio) y fitoquímicos.

Beneficios para la salud: la fibra favorece el sano funcionamiento del intestino y ayuda a proteger contra las enfermedades del sistema digestivo, incluido el cáncer. El folato (B_9) y el potasio están involucrados en funciones metabólicas esenciales, la salud de los tejidos y órganos, y la prevención de enfermedades. Los puerros tienen propiedades diuréticas y favorece la función de los riñones. Se usan en la medicina tradicional para tratar los cálculos de los riñones, gota, infecciones urinarias, y también alivia las irritaciones de garganta.

Métodos de preparación y presentación: por lo regular se hierve, se cocina al vapor o con otros vegetales en guisados, cocidos, sopas, etc.

Desventajas: puede provocar gases.

Pulpo

Descripción: tipo de marisco que no es muy popular ni disponible en Gran Bretaña pero puede encontrarse en algún restaurante especializado de mariscos.

Propiedades: excelente fuente de proteína, vitaminas (del grupo B en especial B_3 y B_6), y minerales (rico en selenio pero también incluye magnesio, yodo y calcio). El pulpo contiene ácidos grasos esenciales.

Beneficios para la salud: proporciona proteína para el crecimiento y reparación de los tejidos y vitaminas y minerales que participan en procesos metabólicos vitales y en el mantenimiento de la salud de los tejidos y órganos. El selenio tiene propiedades antioxidantes poderosas y se cree que protege contra algunas enfermedades, entre las que se incluye el cáncer. Los ácidos grasos esenciales en los mariscos pueden ayudar a proteger contra las enfermedades de la circulación y cardiacas.

Métodos de preparación y presentación: puede cocinarse al vapor, hervido, salteado, etc., y servirse con ensalada, pasta, arroz o platillos de mar.

Desventajas: puede provocar una reacción alérgica. El pulpo es propenso a la contaminación y una fuente potencial de intoxicación por alimentos. Debe cocinarse y comerse tan pronto como sea posible después de su captura.

Queso cottage

Descripción: queso blanco, de consistencia más bien líquida y bajo en calorías, contiene grumos suaves. Se hace del requesón de leche descremada.

Propiedades: una excelente fuente de proteínas, calcio y vitamina B_{12}. Es baja en grasa.

Beneficios para la salud: contiene proteína de primera clase esencial para el crecimiento y reparación de los tejidos; el calcio es vital para huesos fuertes y para la prevención de la osteoporosis.

Métodos de preparación y presentación: por lo regular se come al natural, con ensaladas, etc. Las variedades saborizadas (con frutas y hierbas) también están disponibles. El queso cottage natural se usa en platillos dulces y salados (por ejemplo el pastel de queso bajo en calorías.)

Desventajas: puede desencadenar alergias.

Queso Crowdie

Descripción: tipo tradicional de queso cottage escocés que se hace de la leche descremada, pero con una textura más fina. Tiene un sabor delicado y agradable.

Propiedades: excelente fuente de proteínas, calcio y vitamina B_{12}. Es bajo en grasas.

Beneficios para la salud: contiene valiosa proteína de primera clase para el crecimiento y la reparación de los tejidos, y calcio para huesos y dientes sanos. La vitamina B_{12} participa en funciones metabólicas vitales, entre las que se encuentran: el funcionamiento del sistema nervioso y la producción de ADN y los glóbulos rojos.

Métodos de preparación y presentación: usualmente se come con pan, galletas, etc. Se usa también en la cocina casera.

Desventajas: puede provocar alergias.

Queso fresco (Fromage Frais)

Descripción: queso blanco suave con sabor delicado y suave.

Propiedades: buena fuente de proteínas y excelente fuente de vitaminas (en especial del grupo B) y minerales (en particular calcio, zinc y fósforo), el contenido de grasa varía pero muchas marcas son bajas en grasas.

Beneficios para la salud: proporciona proteína que es esencial para el crecimiento y reparación de los tejidos, y vitaminas y minerales involucrados en las funciones metabólicas, incluidas la protección contra las enfermedades. El queso fresco es especialmente una valiosa fuente de calcio para la salud de los dientes y huesos.

Métodos de preparación y presentación: se puede comer el queso fresco natural solo, se usa como acompañamiento o se incorpora a platillos dulces o salados. El queso fresco saborizado con frutas es un postre popular.

Desventajas: no es conveniente para los intolerantes a la lactosa, puede causar alergias.

Quesos

Descripción: alimento popular en Gran Bretaña y por toda Europa, con muchas variedades locales y regionales. Se hace de leche cuajada, por lo regular de leche de vaca pero en ocasiones de leche de cabra u oveja. Las variedades británicas más conocidas incluyen el Cheddar, Lancashire, Cheshire, Leicester, Windsor, Caerphilly y Wensleydale. Los quesos importados incluyen el Edam, Gouda, Brie, Camembert, Gruyère, Mozzarella, Ricotta, Parmesano, Feta, etc.

Propiedades: una excelente fuente de proteínas, minerales (en particular calcio) y vitamina B_{12}, pero la mayoría de las variedades son altas en grasas saturadas.

Beneficios para la salud: proporciona proteína de primera clase, la cual es en especial importante para los vegetarianos. Es una de las mejores fuentes de calcio, ayuda a proteger la salud de los huesos y dientes. Parece que una pequeña porción de queso al final de la comida fortalece los dientes.

Métodos de preparación y presentación: se come de forma natural, pero se usa de forma regular al cocinar platillos —en salsas, cubiertas, panes y guisados salados. Se usa comercialmente en muchos alimentos procesados.

Desventajas: debe comerse con regularidad pero en pocas cantidades sobre todo los adultos, debido a su alto contenido de grasas. Puede desencadenar migraña.

Quesos azules

Descripción: quesos enteros con sabor característico, moteados con venas verdi-azules por el moho. Las variedades son: Danés Azul, Roquefort, Stilton y Cheshire Azul.

Propiedades: excelente fuente de proteínas, vitamina B_{12}, y abundante en calcio, pero altos en grasas saturadas.

Beneficios para la salud: el queso ofrece proteína de alta calidad en especial importante para los vegetarianos, y calcio que protege la salud de los huesos. La vitamina B_{12} tiene muchas funciones importantes y el queso ofrece un valioso suministro.

Métodos de preparación y presentación: por lo regular se corta en rebanadas y se come con galletas saladas o panes pero también puede usarse en platillos.

Desventajas: extremadamente altos en grasas saturadas (alrededor del 35 por ciento del contenido total) así que deben comerse en poca cantidad. Los quesos azules pueden causar alergias, por ejemplo, eczema, y migraña en personas susceptibles.

Quinoto

Descripción: fruta cítrica de tamaño pequeño, de color anaranjado, originaria de China. Su piel y pulpa son comestibles. Tienen un sabor dulce y delicado. Sólo están disponibles ocasionalmente.

Propiedades: útil fuente de fibra soluble, azúcar natural, vitaminas (en especial C), y beta caroteno.

Beneficios para la salud: la fibra soluble ayuda a bajar los niveles de colesterol en la sangre y puede proteger contra las enfermedades del corazón y circulatorias. Proporcionan energía inmediata. La vitamina C tiene propiedades antiinfecciosas u antioxidantes y está vitalmente asociada al mantenimiento de la salud de los tejidos y órganos. El beta caroteno tiene una potente actividad antioxidante, ayuda a proteger contra las enfermedades, entre las que se incluyen algunos tipos de cáncer.

Métodos de preparación y presentación: por lo regular se comen naturales o como parte de una ensaladas de frutas. También se usan en conserva.

Desventajas: no se ha reportado ninguna hasta el momento.

Rábano picante

Descripción: planta cultivada por siglos en las Islas Británicas. La raíz de color blanco cremoso de forma cilíndrica, tiene un sabor fuerte y característico y se usa para hacer salsa de rábano picante. También tiene una larga historia del uso en la medicina tradicional, como en la naturista.

Propiedades: contiene muchos compuestos activos, un fuerte aceite volátil con propiedades antisépticas y algunas vitaminas y minerales.

Beneficios para la salud: en la medicina natural se usa como poderoso estimulante del sistema digestivo y para tratar las infecciones del tracto urinario. Es un diurético fuerte, se usa para tratar los cálculos de los riñones y la cistitis, así como la gota y el reumatismo. Las cataplasmas de la raíz fresca pueden aplicarse para el sabañón, la neuralgia facial, y las articulaciones con reumas. El rábano picante también se usaba (con vinagre y glicerina) para aliviar la tosferina y la garganta irritada. Debe tenerse cuidado al manipular la raíz, se sostiene y se corta bajo el chorro del agua. Sus gases picantes pueden irritar los ojos y hasta ampollar la piel de las personas sensibles.

Métodos de preparación y presentación: por lo regular está disponible como salsa preparada.

Desventajas: no es conveniente para las personas que sufren de problemas de tiroides. Debe usarse con precaución.

Rábanos

Descripción: aunque hay distintas variedades de rábanos, los más populares son los pequeños de forma esférica y de piel roja con pulpa blanca. Los rábanos crecen de manera comercial y en huertos caseros en toda Gran Bretaña como ensalada de vegetales, los cuales tienen un sabor picante. También se usan para curar en medicina naturista.

Propiedades: son buena fuente de fibra, vitaminas (en especial C) y minerales. Contienen un aceite volátil y varios activos químicos, que son útiles en la medicina naturista).

Beneficios para la salud: proporcionan vitamina C, que es esencial para la salud de los tejidos y vasos sanguíneos, y para la cicatrización de las heridas y tiene actividad antiinfecciosa, lo que posiblemente ayuda a proteger contra las infecciones virales comunes como los resfriados. En medicina naturista, los rábanos se usaban para tratar y prevenir el escorbuto. Tienen propiedades diuréticas y se usan para tratar padecimientos del riñón y para prevenir la formación de cálculos biliares.

Métodos de preparación y presentación: se comen crudos después de lavarlos muy bien, como guarnición, y se agregan a ensaladas.

Desventajas: no se ha reportado ninguna hasta el momento.

Raya mosaico

Descripción: pescado plano bastante largo, de piel marrón-gris, de la familia de las rayas. De alas con forma "adiamantada" se venden como alimento, éstas tienen carne blanca con matices rosas y huesos prominentes.

Propiedades: excelente fuente de proteínas, vitaminas, (en especial B_{12}) y minerales (incluido el hierro). Es bajo en grasas.

Beneficios para la salud: proporciona proteína de primera clase para el crecimiento y reparación de los tejidos, y vitaminas y minerales esenciales para la salud.

Métodos de preparación y presentación: escalfada, horneada, asada o frita y servida con vegetales o incorporada a un platillo de mariscos.

Desventajas: las espinas pueden ser un peligro de ahogamiento. Raramente pueden provocar alergia.

Regaliz (raíz)

Descripción: raíz de un arbusto nativa del sureste de Europa y el suroeste de Asia y se cultiva con mucha regularidad. Ha sido usada en los remedios herbales en la medicina tradicional china y asiática por miles de años. En occidente también es empleada por naturistas y de manera comercial en la fabricación de dulces de regaliz.

Propiedades: contiene ácido glicirrízico (una sustancia dulce) junto con varios compuestos más.

Beneficios para la salud: en la medicina naturista, el regaliz es un conocido remedio para los padecimientos respiratorios —tos, bronquitis, catarro, etc.—, como expectorante. Es añadida a las pastillas y a los remedios para la tos y para los padecimientos antes mencionados. El regaliz tiene un efecto calmante y protector en el estómago y el sistema digestivo, ayuda a aliviar los síntomas de las úlceras. Masticar la raíz ayuda a proteger los dientes y encías de la caries.

Métodos de preparación y presentación: no aplica.

Desventajas: las personas con hipertensión no deben ingerirla porque el regaliz puede interrumpir el balance de sodio-potasio dentro del cuerpo y puede agravar la enfermedad.

Romero

Descripción: hierba nativa del Mediterráneo que ha sido cultivada en Gran Bretaña por muchos siglos. Se usa en cocina y en medicina naturista.

Propiedades: contiene varios compuestos activos, que en medicina naturista se dice que tienen propiedades tónicas, estimulantes y astringentes.

Beneficios para la salud: se cree que tiene un efecto medicinal en los sistemas digestivo y nervioso y se emplea para aliviar los malestares estomacales, dolores de cabeza, neuralgias, padecimientos nerviosos y resfriados con fiebre. Aplicado de manera externa al cuero cabelludo, el aceite de romero se dice que previene la calvicie y puede ser un tratamiento efectivo para la caspa. Se usa para calmar la piel y los dolores musculares cuando se aplica como aceite o linimento.

Métodos de preparación y presentación: la hierba fresca o seca se usa para añadir sabor a platillos salados, éstos por lo regular contienen borrego o pollo.

Desventajas: no se ha reportado ninguna hasta el momento.

Ruibarbo

Descripción: fruta popular de largos tallos color rosáceo y verde, y un sabor ácido. El ruibarbo es de hecho un vegetal. Fue introducido a Gran Bretaña en el siglo xviii y crece ya en huertos y también silvestre. Está disponible de manera comercial y como fruta enlatada.

Propiedades: se usa con fines curativos en medicina naturista. El ruibarbo contiene ácido oxálico, buena fuente de vitamina C, potasio, manganeso y fibra. En grandes cantidades, tiene un efecto laxante y puede estimular la digestión.

Beneficios para la salud: proporciona vitaminas y minerales que participan en los procesos metabólicos y son esenciales para la salud de los tejidos y órganos. La fibra soluble ayuda a bajar los niveles de colesterol de sangre y puede proteger el corazón y la circulación. La fibra insoluble estimula el buen funcionamiento del intestino y puede ayudar a proteger contra enfermedades del sistema digestivo, incluyendo el cáncer. En la medicina naturista, el ruibarbo se usa para aliviar los padecimientos digestivos, incluyendo la diarrea.

Métodos de preparación y presentación: necesita ser cocinado al horno o cocinado con azúcar debido a que es naturalmente ácido. El ruibarbo puede comerse al natural o con otras frutas cocidas como postre.

Desventajas: contiene ácido oxálico y las personas que sufren de gota, artritis o cálculos en el riñón deben evitarlo, debido a que agrava estos padecimientos. El ruibarbo no debe cocinarse en sartenes de aluminio porque el ácido puede filtrar el mineral del sartén a la fruta y esto puede ser dañino. Las hojas de ruibarbo son venenosas.

Salmón

Descripción: reconocido durante muchos años en Gran Bretaña como "el rey de los pescados", el número de salmones del Atlántico se ha desplomado de manera alarmante en años recientes, por lo que ahora se han implementado estrategias de conservación. Paradójicamente, la crianza del salmón ha puesto a un mayor alcance del público a este pescado, aunque la práctica ha provocado preocupación considerable entre las organizaciones ambientales y de conservación de las especies. Casi la totalidad del salmón disponible en Gran Bretaña es criado pero el salmón del Pacífico se importa congelado desde que sus cifras permanecen altas. Pueden obtenerse en algunos supermercados. Todos los salmones son pescados oleosos con carne suculenta de color rosa y sustanciosa. Comercialmente producida ahumada o enlatada.

Propiedades: excelente fuente de proteína, vitaminas (en especial B_{12}, A y D), minerales (yodo) y ácidos grasos omega 3.

Beneficios para la salud: proporciona proteína de primera clase para la reparación y crecimiento de los tejidos, y vitaminas y minerales que participan en las actividades metabólicas vitales y el mantenimiento de la salud. El consumo regular de pescado oleoso, como el salmón, reduce el riesgo de enfermedades circulatorias y cardiacas y puede mejorar los síntomas de la psoriasis y la artritis en algunas personas. Los ácidos grasos omega 3 son vitales para el desarrollo del cerebro y el sistema nervioso del feto, y se les recomienda especialmente a las mujeres embarazadas incluir pescado oleoso en su dieta. Los expertos de la salud recomiendan comer este tipo de pescado tres veces a la semana para protegerse de enfermedades cardiovasculares.

Métodos de preparación y presentación: el salmón fresco puede cocinarse escalfado, horneado o asado, y se come frío o caliente o se incorpora a otros platillos. El salmón ahumado ya está cocido y por lo regular se come frío en ensaladas, etcétera.

Desventajas: raramente puede provocar alergias.

Salvia

Descripción: hierba nativa de la parte norte del Mediterráneo pero que es cultivada en toda Europa y en las Islas Británicas. Se usa para añadir sabor a los alimentos y con fines curativos en la medicina naturista.

Propiedades: contiene un aceite volátil y varios compuestos que se dice que tienen propiedades tónicas, estimulantes y astringentes, y la capacidad de calmar la digestión desordenada.

Beneficios para la salud: en la medicina naturista, la salvia puede administrarse como té herbal, aceite esencial o cataplasmas. Se usa para hacer gárgaras cuando hay irritación de garganta y tonsilitis. El té de salvia puede aliviar los padecimientos nerviosos, histeria y la agitación febril. Se valora como tónico para el sistema nervioso y los padecimientos estomacales y para aliviar los gases y la indigestión. Una infusión puede aliviar los síntomas de los resfriados, sarampión, dolores de cabeza y cansancio. Las hojas frescas frotadas contra los dientes y encías pueden limpiarlos y calmarlos. El aceite de salvia puede ayudar a aliviar el reumatismo y los dolores y molestias, las hojas pueden aplicarse como cataplasmas.

Métodos de preparación y presentación: la hierba fresca o seca se usa para añadirle sabor a la comida, en especial los platillos que tienen como base las carnes, como la de cerdo.

Desventajas: no se ha reportado ninguna hasta el momento.

Sandía

Descripción: melones grandes de cáscara verde y pulpa de color rojo brillante, dulce y jugosa llena de semillas negras.

Propiedades: excelente fuente de líquido. Contiene un poco de vitamina C y trazas de otros nutrientes, incluyendo el beta caroteno. Es baja en calorías.

Beneficios para la salud: el mayor beneficio de la sandía es su calidad refrescante que quita la sed. También proporciona trazas de vitaminas y minerales útiles.

Métodos de preparación y presentación: se come al natural, cortada en rebanadas.

Desventajas: no se ha reportado ninguna hasta el momento.

Sardinas

Descripción: pescado oleoso, pequeño y de color plateado, en ocasiones disponible fresco, pero es común encontrarlo enlatado en aceite vegetal, en salmuera o en jugo de tomate.

Propiedades: excelente fuente de proteínas, vitaminas (en especial A, B_{12} y D) minerales (en particular hierro y zinc) y ácidos grasos omega 3.

Beneficios para la salud: proporciona proteína de primera clase para el crecimiento y reparación de los tejidos, y vitaminas y minerales que participan en actividades metabólicas vitales y el mantenimiento de la salud. El consumo regular de pescado oleoso, que incluye a las sardinas, reduce los riesgos de las enfermedades del corazón y circulatorias y puede mejorar los síntomas de la psoriasis y la artritis en algunas personas. Los ácidos grasos omega 3 son vitales para el desarrollo fetal del cerebro y el sistema nervioso, y se les recomienda a las mujeres embarazadas incluir pescado oleoso en su dieta. Los expertos de la salud recomiendan comer pescado oleoso tres veces a la semana para proteger contra las enfermedades cardiovasculares.

Métodos de preparación y presentación: las sardinas frescas a menudo se asan y se sirven en tostadas. El pescado enlatado está listo para comer y puede servirse caliente o frío o incorporado en otros platillos salados.

Desventajas: puede provocar alergias.

Satsumas

Descripción: cítrico popular que crece en España y Marruecos, con piel anaranjada pálida, en ocasiones tiene matices verdes, que se pela con facilidad. La pulpa es dulce y suculenta. Las frutas no tienen semillas y por lo tanto son populares entre los niños.

Propiedades: proporciona azúcar natural y son excelente fuente de vitamina C, fibra soluble (pectina) y flavonoides.

Beneficios para la salud: proporciona energía inmediata. La vitamina C es necesaria para la salud del tejido conectivo, los vasos sanguíneos, etc., favorece la cicatrización de las heridas y tiene actividad antioxidante y antiinfecciosa. La vitamina C puede ayudar a proteger contra infecciones virales comunes como resfriados y puede estimular el sistema inmune. La fibra soluble (que se encuentra en las membranas y la corteza blanca) puede ayudar a bajar el colesterol en la sangre y reduce el riesgo de enfermedades del corazón y circulación. Los flavonoides antioxidantes y la vitamina C pueden ayudar a disminuir el riesgo de otras enfermedades, entre las que se incluyen algunos tipos de cáncer.

Métodos de preparación y presentación: se come como fruta fresca.

Desventajas: no se ha reportado ninguna hasta el momento.

Semillas

Descripción: engloba un número de distintos tipos de semillas, que se usan comúnmente en una variedad de formas en la cocina. El tipo más popular incluye los piñones, ajonjolí, pepitas y semillas de girasol (ver descripciones individuales). Todas buenas fuentes de proteína vegetal y aceites (grasas polinsaturadas), vitaminas (grupo B y E) algunos minerales y fibra.

Semillas de alcaravea

Descripción: semillas aromáticas de la planta de la alcaravea que es nativa de Europa y Asia. Las semillas se usan como saborizante y en medicina naturista. El aceite derivado de la planta también se puede usar con propósitos medicinales.

Propiedades: contiene sustancias volátiles que agregan un sabor característico a la comida y se dice que fomenta la salud.

Beneficios para la salud: utilizado en medicina naturista para tratar los padecimientos digestivos como los cólicos o los gases, para estimular el apetito, y para la bronquitis, dolor de oídos, dolores menstruales, y como cataplasma para los hematomas.

Métodos de preparación y presentación: a menudo se usa para aromatizar pasteles, quesos, y como saborizante en otros platillos dulces y salados.

Desventajas: no se ha reportado ninguna hasta el momento.

Semillas de cardamomo

Descripción: vainas y semillas secas de la planta del cardamomo, nativa del sureste de Asia y cultivada en Sri Lanka. Se usan como especia y medicina en el naturismo.

Propiedades: contiene sustancias aromáticas y volátiles que agregan un sabor característico a los alimentos y se dice que fomenta la salud.

Beneficios para la salud: son usadas en la medicina naturista para tratar la indigestión, reflujo, gases, cólicos, mal aliento, dolores de cabeza, tos, resfriados y padecimientos de los bronquios.

Métodos de preparación y presentación: ampliamente utilizado en la cocina hindú, por ejemplo, como ingrediente en el polvo del curry. También se usa para añadir sabor a pudines, pasteles y licores.

Desventajas: no se ha reportado ningunas hasta el momento.

Semillas de mostaza

Descripción: semillas de una planta que es nativa de Europa continental y es ampliamente cultivada. Las semillas molidas se usan como condimento y también se les da uso medicinal en el naturismo.

Propiedades: contiene un aceite volátil y acre con muchas sustancias activas.

Beneficios para la salud: en la medicina naturista las semillas de mostaza se usan en una solución caliente para los pies, y para aliviar los síntomas de los resfriados, la gripe y los dolores de cabeza. También se usan como cataplasmas para aliviar el dolor agudo localizado de enfermedades respiratorias más severas como la bronquitis y la neumonía. Las semillas pueden usarse disueltas en un licor, para el sabañón y el reumatismo. Tienen útiles propiedades antisépticas.

Métodos de preparación y presentación: las semillas de algunas especies de plantas se usan de manera comercial para hacer mostaza.

Desventajas: no se ha reportado ninguna hasta el momento.

Semillas y aceite de girasol

Descripción: las semillas de color marrón grisáceo se usan en la cocina vegetariana y se procesan comercialmente por su aceite, el cual es ampliamente usado para freír y en aderezos para ensaladas, etc. También es muy utilizada para hacer margarina de girasol.

Propiedades: excelente fuente de proteína, fibra, vitaminas (del grupo B, pero no B_{12} y E) y minerales. Altos en ácidos grasos insaturados, incluyendo el ácido linoléico.

Beneficios para la salud: proporciona proteínas (completas si se comen con otras proteínas vegetales) que se usan para la reparación y crecimiento de los tejidos. La fibra favorece un sano intestino y puede ayudar a prevenir enfermedades del sistema digestivo, incluyendo el cáncer. Las vitaminas y minerales participan en múltiples funciones metabólicas y en el mantenimiento de la buena salud. La vitamina E tiene actividad antioxidante y puede ayudar a disminuir el riesgo de enfermedades, entre las que se incluyen ciertos tipos de cáncer. Los ácidos grasos como el ácido linoléico son componentes necesarios de las membranas celulares y tienen importante participación en el cuerpo.

Métodos de preparación y presentación: pueden añadirse a los cereales para desayunar, los alimentos horneados, y platillos vegetarianos. El aceite es muy empleado para saltear, etc.

Desventajas: altos en calorías.

Solla

Descripción: pescado plano de color marrón con manchas color naranja, pertenece a la familia de los platija.

Propiedades: una excelente fuente de proteínas, vitaminas (en especial B_{12}) y minerales (entre los que se incluye el hierro). Bajo en grasas.

Beneficios para la salud: proporciona proteínas esenciales para la reparación y crecimiento de los tejidos, y vitaminas y minerales que participan en los procesos metabólicos vitales y la prevención de enfermedades.

Métodos de preparación y presentación: pueden cocinarse al vapor, escalfado, asado o frito y se come con vegetales o se incorpora a platillos de pescado.

Desventajas: raramente puede desencadenar una alergia.

Sultanas (pasas)

Descripción: variedades particulares de uva deshidratada, de color marrón ligero, se usan en casa y en la repostería comercial para pasteles, galletas, barras de cereal, etc.

Propiedades: excelente fuente de fibra y minerales (en especial hierro y potasio). Son altos en azúcar natural.

Beneficios para la salud: proporciona energía inmediata debido a su alto contenido de azúcar. Proporcionan minerales valiosos que participan en múltiples funciones metabólicas esenciales de los tejidos y órganos. La fibra favorece la correcta función del intestino y puede proteger contra enfermedades y padecimientos del sistema digestivo, incluido el cáncer.

Métodos de preparación y presentación: se emplea como ingrediente en pasteles, galletas, cereales de caja, etc., y como botana.

Desventajas: alto contenido de azúcar y puede provocar la caída de los dientes.

Tangelo

Descripción: fruta cítrica poco común, que es un híbrido de toronja y mandarina. Tiene piel granulosa verde-amarilla y pulpa amarilla, tiene el tamaño de una toronja. Disponible en ocasiones.

Propiedades: excelente fuente de fibra, vitaminas (rica en C), minerales (incluido el potasio) y flavonoides.

Beneficios para la salud: la fibra insoluble favorece el sano funcionamiento del intestino y puede protegerlo contra enfermedades, entre las que se incluyen algunos tipos de cáncer del sistema digestivo bajo. La fibra soluble ayuda a bajar los niveles de colesterol de la sangre y puede proteger contra enfermedades cardiacas y circulatorias. Las vitaminas y minerales tienen muchas funciones metabólicas y son esenciales para el mantenimiento de la salud. La vitamina C y los flavonoides tienen propiedades antioxidantes y se cree que protegen contra un número de enfermedades, incluyendo algunos tipos de cáncer. La vitamina C favorece la cicatrización de las heridas, estimula el sistema inmune y ayuda a prevenir infecciones virales comunes.

Métodos de preparación y presentación: por lo regular se comen al natural o como parte de una ensalada de frutas.

Desventajas: no se ha reportado ninguna hasta el momento.

Tangerinas

Descripción: frutos cítricos pequeños de color anaranjado con pulpa dulce y jugosa que contiene numerosas semillas.

Propiedades: excelente fuente de azúcar natural, fibra, vitaminas (rica en C), minerales (incluido el potasio) y bioflavonoides.

Beneficios para la salud: proporciona energía inmediata. La fibra soluble ayuda a bajar los niveles de colesterol de la sangre y puede proteger contra las enfermedades del corazón y la circulación. La vitamina C es esencial para la salud del tejido conectivo, los vasos sanguíneos, etc. También favorece la cicatrización de las heridas y estimula el sistema inmune. Tiene propiedades antiinfecciosas y puede dar protección contra infecciones virales como el resfriado común. La vitamina C y los bioflavonoides tienen propiedades antioxidantes y se cree que reducen el riesgo de que aparezcan ciertas enfermedades incluyendo algunos tipos de cáncer.

Métodos de preparación y presentación: por lo regular se comen frescos y en ensaladas.

Desventajas: las numerosas semillas pueden disminuir el atractivo de las tangerinas para los niños.

Té

Descripción: una de las bebidas más populares en Gran Bretaña, se cultiva en Sri Lanka y China. Estudios recientes sugieren que puede haber beneficios para la salud al beber té.

Propiedades: contiene cafeína y bioflavonoides (incluye quercetina).

Beneficios para la salud: la cafeína es un estimulante que puede elevar el estado de alerta e incrementar el pulso y acelerar la respiración. El té (en especial el verde) contiene antioxidantes naturales que pueden ayudar a proteger contra ciertos tipos de cáncer. El té también tiene propiedades levemente diuréticas.

Métodos de preparación y presentación: en Gran Bretaña la mayoría del té se bebe caliente con leche. El té helado con limón o menta es una alternativa refrescante.

Desventajas: si se bebe en exceso, el té puede producir síntomas como insomnio, nerviosismo, etc., debido a la presencia de la cafeína. También puede provocar irritación estomacal en personas con úlceras y puede desencadenar migraña en individuos susceptibles. El té puede interferir con la absorción de hierro si se toma en exceso, y las taninas del té pueden manchar los dientes.

Té de hojas de frambuesa

Descripción: té herbal hecho de hojas secas de frambuesa, ha sido empleado hace largo tiempo en medicina naturista. Algunas variedades modernas se saborizan con extracto de frambuesa para obtener el sabor de la fruta.

Propiedades: tiene actividad astringente suave y tónica debido a la presencia de ciertos químicos naturales.

Beneficios para la salud: en la medicina herbal, el té se usa para tratar las dolencias reproductivas femeninas, como los cólicos menstruales. Se cree que si se toma en el embarazo avanzado facilita la labor y reduce el riesgo de pérdida excesiva de sangre después del nacimiento del bebé. También se usa para aliviar molestias estomacales leves, diarrea y estreñimiento y para aliviar cólicos en bebés y niños pequeños. Sus suaves propiedades astringentes la hacen adecuada para usarse en gárgaras para aliviar las irritaciones de garganta, ulceras bucales o como enjuague bucal.

Métodos de preparación y presentación: como té herbal.

Desventajas: en vista de sus posibles efectos en los órganos reproductivos femeninos, debe evitarse durante el embarazo temprano debido al leve riesgo de aborto.

Té de manzanilla

Descripción: planta pequeña con flores blancas con pistilos amarillos y una esencia aromática agradable. Crece de forma silvestre en las Islas Británicas (a veces en los céspedes) y en Eurasia, tiene una larga historia de uso en la medicina naturista. En el antiguo Egipto, la planta se ofrecía al Sol debido a sus extensas propiedades curativas.

Propiedades: contiene muchas sustancias activas, tiene un amplio rango de propiedades curativas.

Beneficios para la salud: en la medicina naturista, el té de manzanilla se usa como calmante, tiene un efecto sedante que alivia la ansiedad y el nerviosismo. También se usa para mitigar la indigestión, los dolores provocados por cólicos o diarrea. Aplicado de forma externa, las cataplasmas de manzanilla tienen propiedades antisépticas y antiinflamatorias y pueden usarse para aliviar dolores menores, hinchazones, hematomas, picaduras de insectos, etc. Las bolsitas de té frías alivian la comezón, los ojos inflamados, como ocurre con la fiebre del heno y las hinchazones de la cara debido a dolor de dientes o abscesos.

Métodos de preparación y presentación: como té herbal.

Desventajas: no se ha reportado ninguna hasta el momento.

Tés herbales

Descripción: múltiples variedades de hierbas secas que se encuentran disponibles en bolsitas de té para preparar bebidas calientes, tienen propiedades calmantes y medicinales. Romero, tomillo, flor del sauco, ortiga, menta, bálsamo de melisa, manzanilla, diente de león y escaramujo son algunos de los muchos tés herbales que cada vez se vuelven más populares en Gran Bretaña.

Tofu ver **Frijol de soya**

Tomates

Descripción: aunque se trata de frutas, los tomates son generalmente vistos como vegetales. Distintas variedades se encuentran disponibles incluidos los que son amarillos en lugar de rojos. En Gran Bretaña los tomates son conocidos porque se cultivan en invernaderos. También están disponibles en lata y concentrados como pasta y salsa de tomate.

Propiedades: excelente fuente de vitaminas (en especial C y E), minerales (incluido el potasio) y pigmentos carotenoides (licopeno).

Beneficios para la salud: proporciona vitaminas y minerales valiosos que participan en funciones metabólicas esenciales y en el mantenimiento de la salud. La vitamina C tiene propiedades antiinfecciosas y ayudan a prevenir infecciones como el resfriado común. Las vitaminas C y E y los pigmentos carotenoides en los tomates tienen propiedades antioxidantes y pueden proteger contra ciertos tipos de cáncer. Comer pasta concentrada de tomate o la popular cátsup, según se ha investigado recientemente, son benéficas para los hombres en especial, al ayudarles a proteger la glándula prostática contra enfermedades.

Métodos de preparación y presentación: pueden comerse frescos o se pueden cocinar.

Desventajas: raramente pueden provocar alergias.

Tomillo

Descripción: el tomillo común o de huerto es una popular hierba que se cultiva en toda Gran Bretaña. Se usa para añadir sabor a los alimentos y también con fines curativos en la medicina naturista.

Propiedades: contiene un aceite volátil y varios compuestos activos.

Beneficios para la salud: en la medicina naturista la hierba se administra como extracto, infusión o aceite, por lo regular con otros remedios. Se usa para aliviar los síntomas respiratorios de los resfriados, gripe, bronquitis, tos, y sinusitis. El tomillo se administra para aliviar la indigestión y los cólicos y como antídoto contra la depresión.

Métodos de preparación y presentación: el tomillo fresco y seco se usa para añadir sabor a ensaladas y muchos platillos salados.

Desventajas: no se ha reportado ninguna hasta el momento.

Toronja

Descripción: fruta cítrica popular muy grande que puede ser amarilla o rosada, tiene un sabor característico y en ocasiones un aroma y sabor muy ácidos.

Propiedades: excelente fuente de vitamina C. Las toronjas también contienen algunas otras vitaminas y minerales, la fibra soluble y los flavonoides (en la corteza blanca y en la pulpa).

Beneficios para la salud: la vitamina C tiene importantes funciones dentro del cuerpo. Es antioxidante y posiblemente antiinfecciosa, ayuda a proteger contra las enfermedades. Los flavonoides también son antioxidantes y protectores. La fibra soluble ayuda a bajar el colesterol de la sangre y puede proteger contra las enfermedades cardiacas y circulatorias.

Métodos de preparación y presentación: usualmente se come fresca, cortada a la mitad, a veces sirve para decorar junto con otras frutas. También está disponible enlatada y como jugo.

Desventajas: no se ha reportado ninguna hasta el momento.

Trigo

Descripción: cereal de primera necesidad en Gran Bretaña, de este se producen harinas para hornear panes y muchos otros alimentos. Los productos hechos a base de trigo son los más nutritivos cuando se derivan del trigo entero, que incluye el salvado. Muchas harinas de trigo están altamente refinadas y procesadas y pueden tener nutrientes añadidos en la última etapa del procesamiento. El trigo contiene gluten y se define como duro o suave, depende de la cantidad actual en las distintas variedades del cereal. El trigo durum o cristalino es el más duro, con el contenido más alto de gluten. El trigo durum molido es la semolina, que se usa de distintas maneras en platillos dulces y salados. La harina de trigo durum se usa para hacer distintos tipos de pasta que se han vuelto populares en años recientes, por ejemplo los macarrones o canelones.

Propiedades: excelente fuente de proteínas, almidón, vitaminas (en especial del grupo B y E), minerales (hierro, y calcio) y fibra.

Beneficios para la salud: (integral): útil fuente de proteínas para vegetarianos (en especial si se come con otros tipos de proteínas vegetales) para el crecimiento y reparación de los tejidos. También proporciona vitaminas y minerales que participan en los procesos metabólicos, esenciales para la salud. El trigo integral proporciona energía de lenta liberación, lo que evita las elevaciones de glucosa y por lo tanto es útil en el control y la posible prevención de la diabetes. La fibra favorece el sano funcionamiento del intestino y puede ayudar a prevenir enfermedades del sistema digestivo bajo, incluido el cáncer.

Métodos de preparación y presentación: la harina de trigo se usa en una amplia variedad de formas, para panes, y alimentos horneados, etc. Los granos, las hojuelas, etc., se usan en cereales de caja. La pasta, spaghetti, fideos, semolina, cus cus y los granos integrales enteros de trigo (cocido y servido como el arroz) son otros productos del trigo.

Desventajas: no es adecuado para personas con intolerancia al gluten o la enfermedad celíaca. El salvado de trigo interfiere con la absorción de algunos nutrientes, si se come en exceso. También, puede ser irritante para el sistema digestivo en personas susceptibles y puede agravar ciertos padecimientos como la colitis y el Síndrome del Colon Irritable.

Trigo bulgur (partido)

Descripción: trigo partido que se hierve y se deja secar para formar gránulos gruesos, que se remojan antes de comer. De textura levemente dura cuando se cocinan.

Propiedades: buena fuente de almidón, proteína vegetal, vitaminas (en especial del grupo B y E) y minerales (incluyendo hierro).

Beneficios para la salud: proporciona energía de lenta liberación, lo que evita las repentinas elevaciones de los niveles de azúcar. Es útil en la prevención y control de la diabetes. Es una fuente valiosa de proteínas para los vegetarianos, contiene vitaminas, minerales esenciales para la buena salud y la prevención de enfermedades.

Métodos de preparación y presentación: requiere sumergirlo en agua hirviendo de 15 a 20 minutos, el trigo bulgur se expande cuando absorbe el agua. Puede usarse como sustituto de arroz en el pilaf.

Desventajas: contiene gluten al que algunas personas son intolerantes. Las personas con enfermedad celíaca deben evitarlo.

Trigo duro

Descripción: el tipo más duro de trigo, por lo que tiene el contenido más alto de gluten. Se usa para hacer pasta y semolina, crece en la región del Mediterráneo. Ver CEREALES y TRIGO.

Tripas ver Vísceras

Trucha

Descripción: pescado oleoso de agua dulce (aunque la trucha de mar tiene un ciclo de vida similar al del salmón) de las que hay tres especies en Gran Bretaña. La trucha de mar es relativamente grande, de color plateado con carne rosa. La trucha marrón es más pequeña que la trucha cobriza, con motas y carne de color rosa claro. La trucha arco iris es una especie cultivada de piel plateada con motas que tiene una variedad de colores y carne rosa. Esta es la variedad que con más frecuencia se encuentra disponible a la venta en todo el año.

Propiedades: excelente fuente de proteínas, vitaminas (en especial B_{12}, A y D), minerales (hierro) y ácidos grasos omega 3.

Beneficios para la salud: proporciona proteína de primera calidad para el crecimiento y reparación de los tejidos. Las vitaminas y minerales que contiene la trucha son necesarios para varias funciones metabólicas para el mantenimiento de la salud de los órganos y tejidos. Los aceites de pescado protegen al corazón y la circulación y reducen el riesgo de desarrollar enfermedades como la arterioesclerosis, los ataques al corazón y apoplejías. Comer pescados oleosos puede mejorar los síntomas de la psoriasis y la artritis. Los ácidos grasos omega 3 son necesarios para el desarrollo del cerebro y el sistema nervioso del feto, las mujeres embarazadas deben incluir pescados oleosos en su dieta.

Métodos de preparación y presentación: puede cocinarse asada, horneada o cocida al vapor y se sirve con vegetales y ensalada.

Desventajas: las espinas pueden ser un peligro de ahogamiento. Raramente la trucha puede causar alergias.

Tubérculos

Descripción: comprenden algunas de las variedades más populares consumidas en Gran Bretaña como las zanahorias, papas, nabos, nabos suecos, betabel. Todos son altamente nutritivos debido a que son buenas fuentes de carbohidratos (almidón), vitaminas, minerales y fibra. Ver descripciones individuales.

Turbot o rodaballo

Descripción: pescado plano de color marrón con la piel llena de bultos y carne blanca y de delicado sabor. Disponible en ocasiones.

Propiedades: excelente fuente de proteínas, vitaminas (rica en B$_{12}$) y minerales (incluyendo el hierro y yodo). Es bajo en grasas.

Beneficios para la salud: proporciona proteína para el crecimiento y reparación de los tejidos, y vitaminas y minerales que participan en funciones metabólicas esenciales y el mantenimiento de la salud de los tejidos y órganos.

Métodos de preparación y presentación: puede cocinarse escalfado, cocido al vapor, horneado y/o incorporado a platillos hechos a base de pescado.

Desventajas: raramente puede provocar alergias.

Urogallo ver animales de caza

Uvas

Descripción: frutos populares, de color verde, rojas o negras que crecen en los viñedos de los países Mediterráneos y en otros climas cálidos en todo el mundo. Se cultivan distintas variedades, algunas como uvas para consumo natural pero la mayoría para la fabricación de vino.

Propiedades: altas en potasio y contienen muchos otros minerales y vitaminas (entre las que se encuentra la C) en cantidades modestas. Contienen una útil fuente de azúcar natural y fibra soluble. Las uvas rojas y negras son ricas fuentes de flavonoides.

Beneficios para la salud: el potasio es un mineral esencial en el cuerpo, que está involucrado en varias funciones como el correcto funcionamiento del sistema nervioso. Las uvas proporcionan energía inmediata. La fibra soluble ayuda a bajar los niveles de colesterol de la sangre y puede proteger contra las enfermedades del corazón y circulatorias. Los flavonoides son antioxidantes potentes que pueden ayudar a prevenir enfermedades, incluido el cáncer.

Métodos de preparación y presentación: se comen frescas y se usan para decorar postres. Las variedades particulares de uvas se secan para producir diferentes variedades de pasas.

Desventajas: pueden provocar indigestión en las personas susceptibles. Las pieles pueden estar contaminadas con pesticidas o con moho, así que deben comprarse en un lugar garantizado y lavarse bien antes de comerlas.

Uvas pasas

Descripción: muchas variedades de uvas que son deshidratadas ya sea por el sol o de manera artificial.

Propiedades: altas en azúcar y calorías; una excelente fuente de minerales (potasio y hierro) y fibra. Son bajas en calorías.

Beneficios para la salud: proporcionan energía inmediata, y minerales que son esenciales para el mantenimiento de la salud de los tejidos, incluidas las células de la sangre y el sistema nervioso. Las pasas proporcionan fibra que favorece la sana función del intestino y pueden ayudar a proteger contra enfermedades del sistema digestivo, incluido el cáncer.

Métodos de preparación y presentación: pueden comerse como botana pero por lo regular se usan para hornear pasteles, galletas y pudines.

Desventajas: el alto contenido de azúcar puede contribuir a la caída de las piezas dentales y el sobrepeso, si se comen en exceso. Pero las pasas por lo regular se consideran buenas proveedoras de energía, minerales y fibra, si se comen con moderación.

Vainilla

Descripción: popular condimento dulce, fragante, derivado de las vainas de una fruta tropical. Las vainas completas pueden usarse, pero es más común emplear la esencia marrón derivada de ellas.

Propiedades: contiene varias sustancias activas y puede ser un aceite fragante.

Beneficios para la salud: contiene fitoquímicos que pueden ser benéficos.

Métodos de preparación y presentación: se usan para añadir sabor a alimentos horneados, por ejemplo, pasteles, galletas y postres.

Desventajas: no se ha reportado ninguna hasta el momento.

Vieiras

Descripción: mariscos con conchas grandes, en forma de flauta de color marrón con blanco y de textura rugosa. La carne es firme y blanca con tintes naranjas y rosados. Las vieiras se pescan en las aguas británicas. Usualmente se venden abiertas y ya limpias o cocidas.

Propiedades: excelente fuente de proteína, vitaminas (en especial B_{12} y B_3), minerales (en particular selenio, potasio y zinc; también yodo, magnesio y calcio). También contiene ácidos grasos esenciales.

Beneficios para la salud: proporcionan proteínas para el crecimiento y reparación de los tejidos, y vitaminas y minerales que participan en los procesos metabólicos vitales y en el mantenimiento de la salud. El selenio tiene una actividad antioxidante poderosa que puede ayudar a prevenir enfermedades, incluyendo algunos tipos de cáncer. Es capaz de mezclarse y remover compuestos de metales pesados venenosos. Los ácidos grasos esenciales del tipo que se encuentran en este marisco protegen al corazón y la circulación y pueden ayudar a prevenir enfermedades.

Métodos de preparación y presentación: las vieiras por lo regular se venden ya abiertas y limpias. Pueden hervirse levemente, cocinarse al vapor, asarse o freírse, y deben comerse en el día de la compra o cuando estén muy frescas.

Desventajas: los mariscos son una conocida causa de intoxicación y deben comerse frescos. Las vieiras también son causa de alergias y las personas que sufren de gota, deben evitarlas.

Vinagre

Descripción: líquido de sabor ácido que consiste principalmente de agua y ácido acético; ha sido muy utilizado para conservar alimentos. El vinagre se produce con la fermentación de levadura en dos etapas. Además de los vinagres marrones y blancos, hay disponibles otros tipos. Estos incluyen: estragón, balsámico, de vino tinto, de vino blanco y de manzana, éste último (hecho del jugo fermentado de las manzanas) se utiliza mucho con fines curativos en el naturismo.

Propiedades: contiene ácido acético y otros compuestos y condimentos.

Beneficios para la salud: en el naturismo el vinagre de manzana (a veces se toma con miel) se cree que es benéfico para el alivio de distintas enfermedades y síntomas de enfermedades como la artritis, malestares estomacales e infecciones, diarrea y obesidad, y se cree que actúa como tónico para el hígado.

Métodos de preparación y presentación: se rocía en alimentos para añadir sabor. Los vinagres de especialidad son útiles como aderezos bajos en calorías para ensaladas y para añadir sabor a alimentos.

Desventajas: pueden provocar respuestas alérgicas en algunas personas.

Vino tinto

Descripción: los vinos tintos se hacen de un gran número de variedades de uva de muchas partes del mundo. Están ampliamente disponibles en Gran Bretaña, ofrecen una gran variedad de sabores que se ajustan a cada gusto. Hay evidencia cada vez más clara de que un consumo moderado de vino tinto cada día es benéfico para la salud. El consumo moderado significa uno o dos vasos pequeños para las mujeres y dos o tres para los hombres.

Propiedades: una botella de vino tinto contiene 8-14 por ciento de alcohol (6 a ½ unidades) o 1 a 3 unidades por vaso. Los químicos naturales (polifenoles u otras sustancias) y pequeñas cantidades de vitaminas y minerales también están presentes.

Beneficios para la salud: los químicos en el vino tinto son antioxidantes naturales que pueden ayudar a proteger contra enfermedades, si se toman con moderación. A este nivel, hay evidencia de que puede proteger contra las enfermedades circulatorias y cardiacas en los adultos y adultos mayores, reduce el riesgo de un ataque al corazón y arterioesclerosis. Se ha demostrado que el vino tinto adelgaza la sangre, reduce la tendencia a formar coágulos. Si se bebe con alimentos, el vino tinto ayuda a la digestión. Esto puede realzar la sensación de relajación y felicidad, si se emplea de forma sensata.

Métodos de preparación y presentación: el vino tinto puede usarse en la cocina, en particular para marinar carnes.

Desventajas: como con todas las bebidas alcohólicas, hay un riesgo de abuso. Los beneficios del vino tinto desaparecen si se consume en un nivel más alto que el que se señaló anteriormente, con el tiempo puede ocasionar daños, particularmente al hígado y al corazón. Las pautas marcadas por el Departamento de salud sugieren que un límite seguro para el consumo a la semana es 14 unidades para las mujeres y 21 para los hombres. Un vaso pequeño de vino es equivalente a una unidad. Se aconseja más adelante que el beber excediendo lo permitido a la semana en un fin de semana daña la salud. Las mujeres embarazadas no deben beber alcohol, en especial durante los primeros tres meses del embarazo, debido al riesgo de daño al desarrollo del bebé.

Vísceras (menudencias)

Descripción: partes comestibles animales, incluye órganos como el corazón, hígado, riñones, sesos, panza (tripas), mollejas, lengua, rabo y patas. Desde la llegada de la enfermedad de las vacas locas, algunos tipos de menudencias ahora están prohibidas de la cadena alimenticia humana incluyendo los sesos, la médula, las tripas y las mollejas. Los tipos más populares de menudencias que se comen en Gran Bretaña son: hígado y riñón, lengua, rabo y corazón.

Propiedades: son excelentes fuentes de proteínas, vitaminas (en especial B_{12}) y minerales (en particular hierro y zinc). La mayoría son altos en colesterol. El hígado es rico en vitaminas A, B_2, B_3 y B_9. El riñón es buena fuente de vitaminas B_1, B_2 y B_3. El rabo es excelente fuente de vitaminas B_2 y B_6. El corazón es buena fuente de vitaminas B_2 y B_3.

Beneficios para la salud: proporciona proteína de primera clase para el crecimiento y reparación de los tejidos, y vitaminas y minerales que participan en las funciones metabólicas vitales, la preservación de la salud y prevención de enfermedades.

Métodos de preparación y presentación: pueden asarse, freírse, cocinarse en estofados o agregados a guisados, cocidos. La lengua es usualmente salada o cocinada hervida.

Desventajas: son altos en colesterol por lo que deben comerse ocasionalmente. El alto nivel de vitamina A en el hígado se considera un riesgo potencial en el feto, debe evitarse durante el embarazo. La lengua por lo regular tiene un alto contenido de sal y debe comerse en pocas cantidades.

Yogurt

Descripción: hecho con la actividad de las bacterias de la leche, los yogurts naturales o saborizados se han vuelto muy populares como postres o colaciones. Hay numerosas variedades disponibles, la mayoría hecha de leche de vaca, aunque el yogurt griego es derivado de la leche de oveja. El yogurt contiene cultivos de bacterias que se dice tienen beneficios particulares para la salud. Sin embargo, la mayoría de los yogurts contienen bacterias vivas.

Propiedades: buena fuente de proteína, vitaminas (en especial B_2 y B_{12}) y minerales (en particular calcio y fósforo). El yogurt puede ser bajo o alto en grasas, depende de la variedad.

Beneficios para la salud: proporciona proteína para el crecimiento y reparación de los tejidos, vitaminas y minerales que participan en el mantenimiento de la buena salud. El calcio y fósforo son esenciales para huesos y dientes fuertes. El yogurt puede ayudar a restaurar la flora intestinal después de enfermedades debilitantes y puede ser benéfico para personas que sufren de enfermedades. Es fácil de digerir y útil en la convalecencia.

Métodos de preparación y presentación: puede comerse al natural o agregarse a platillos dulces o salados.

Desventajas: no se ha reportado ninguna hasta el momento.

Zanahorias

Descripción: raíz vegetal popular cultivada en todo el Reino Unido.

Propiedades: contiene carbohidratos, fibra, vitaminas y minerales, pero son una especial fuente de beta caroteno (carotenos —vitamina A).

Beneficios para la salud: fuente inmediata de energía que contiene vitaminas y minerales que son esenciales para la buena salud y la prevención de enfermedades. El beta caroteno tiene una potente actividad antioxidante y puede proteger contra muchas enfermedades, incluyendo algunos tipos de cáncer. Su contenido de fibra ayuda a asegurar el sano funcionamiento del intestino.

Métodos de preparación y presentación: pueden comerse crudas, ralladas en ensaladas, etc. Por lo regular, se hierven levemente (lo que incrementa la ingesta de beta caroteno) y se sirven como vegetales de guarnición. También se pueden rallar para agregarse como ingrediente principal en pasteles, pudines, y en cubos para guisados, cocidos, sopas, etc. Hacer papilla con las zanahorias cocidas es un buen alimento para los bebés.

Desventajas: puede contener rastros de pesticidas —la mayoría son removidos al cortar la parte superior de la zanahoria o al pelarla.

Zarzamora

Descripción: moras grandes, jugosas, brillantes, de color morado oscuro, crecen en arbustos silvestres espinosos por todas las Islas Británicas. También se cultivan en jardines y para comerciarlas. Las hojas y las raíces se usan en la medicina naturista.

Propiedades: excelente fuente de fructosa (azúcar de fruta), vitaminas (en especial B_9 y C), minerales, antocianidinas y otros flavonoides. Buena fuente de fibra.

Beneficios para la salud: la fructosa ofrece energía útil; las vitaminas y flavonoides tienen muchos efectos que favorecen la salud y son antioxidantes naturales. Se cree que las zarzamoras protegen contra muchas enfermedades incluyendo infecciones y, posiblemente algunos tipos de cáncer.

Métodos de preparación y presentación: pueden comerse frescas, pero por lo regular son cocidas y combinadas con manzanas para hacer pays de frutas y pudines. También se usan comercialmente en mermeladas, enlatadas, pays, pudines y jugos de fruta. En la medicina naturista, las hojas secas se usan para hacer té para tratar la diarrea, el malestar estomacal y la congestión nasal.

Desventajas: las moras silvestres que se encuentran a los bordes de las carreteras pueden estar contaminadas con pesticidas o residuos de los gases de combustión. Las zarzamoras contienen salicilatos (el ingrediente activo de la aspirina), el cual puede causar reacción en personas sensibles.

Zurrón

Descripción: planta herbácea de prado que pertenece a la familia de las quenopodiáceas, que crecen silvestres en las Islas Británicas.

Propiedades: buena fuente de fibra soluble e insoluble, vitaminas (en especial C y B) y minerales (hierro y calcio).

Beneficios para la salud: proporciona fibra soluble que ayuda a bajar el nivel de colesterol de la sangre y protege contra las enfermedades cardiacas y circulatorias, la fibra insoluble favorece la correcta función del intestino y puede evitar enfermedades del sistema digestivo, incluyendo el cáncer. Proporciona vitaminas y minerales que están involucrados en funciones metabólicas esenciales y en el mantenimiento de la salud de los tejidos y los órganos. La vitamina C tiene propiedades antiinfecciosas y antioxidantes y se cree que protege contra ciertas enfermedades e infecciones.

Métodos de preparación y presentación: las hojas verdes pueden ser levemente hervidas o cocidas al vapor y se comen como vegetal, debido a que son muy parecidas a las espinacas.

Desventajas: no se ha reportado ninguna hasta el momento.

TÍTULOS DE ESTA COLECCIÓN

Impreso en Cosegraf;

 Progreso No. 10 Col. Centro
Ixtapaluca Edo. De México

3/19 ③ 2/16.